睡眠决定人体健康

柴文举 崔付建○编著

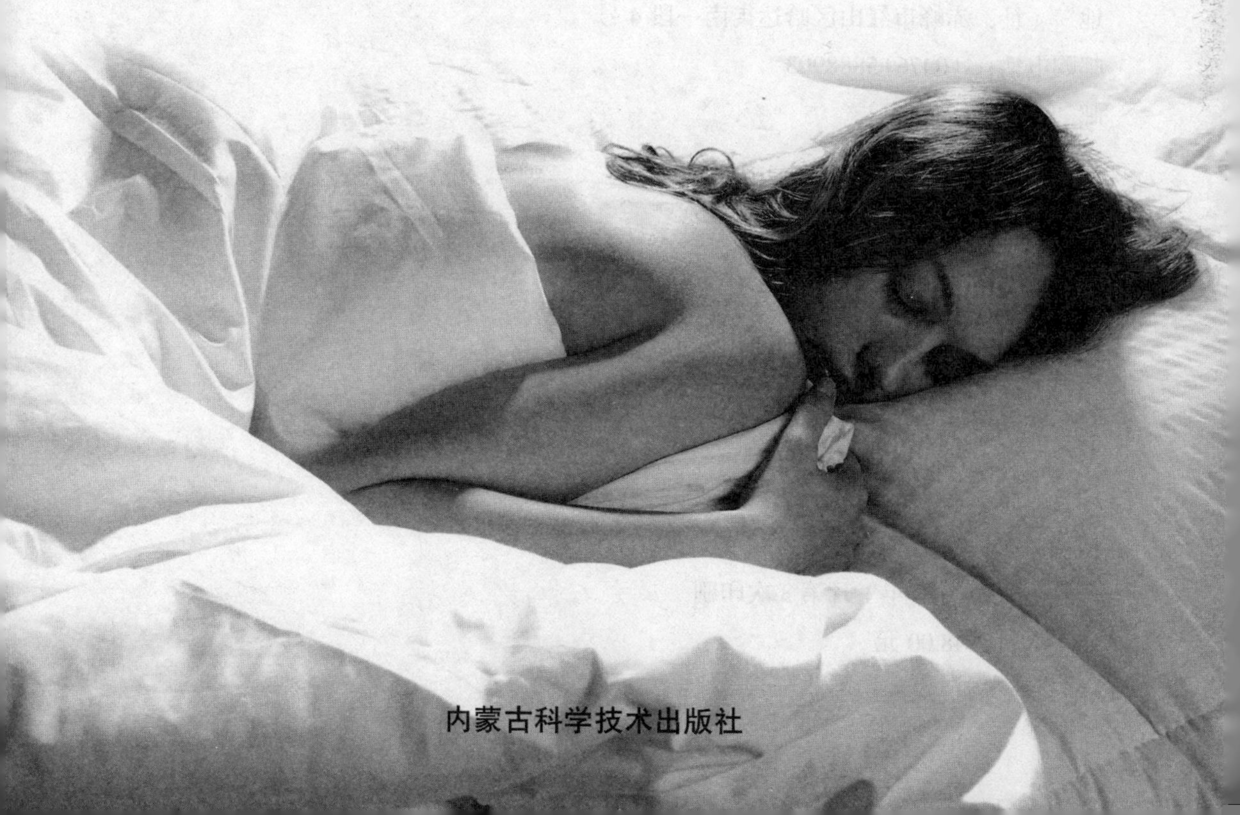

内蒙古科学技术出版社

图书在版编目（CIP）数据

睡眠决定人体健康 / 柴文举，崔付建编著 . —赤峰：内蒙古科学技术出版社，2010.8（2022.1 重印）

ISBN978-7-5380-1992-6

Ⅰ. ①睡… Ⅱ . ①柴… ②崔… Ⅲ . ①睡眠—关系—健康 Ⅳ . ① R163

中国版本图书馆 CIP 数据核字（2010）第 173188 号

睡眠决定人体健康

作　　者：柴文举　崔付建
出版发行：内蒙古科学技术出版社
地　　址：赤峰市红山区哈达街南一段 4 号
邮购电话：（0476）5888903
邮　　编：024000
出 版 人：额敦桑布
策　　划：孙　虎
责任编辑：牧　仁　季文波
封面设计：书心瞬意
印　　刷：三河市华东印刷有限公司
字　　数：290 千字
开　　本：787 × 1092　　1/16
印　　张：19
版　　次：2010 年 8 月第 1 版
印　　次：2022 年 1 月第 3 次印刷
定　　价：48.00 元

前 言
Preface

睡眠占人生命三分之一的时间，并且每一天都伴随大家，其重要性是不言而喻的。我国早在三千年前的殷墟甲骨文中就有寐、寝和梦的记载，先秦医学家更是从阴阳、气血、脏腑等方面对睡眠的生理、病理和治疗进行了系统论述。

清晨，路上行色匆匆的上班族中有的人生龙活虎，有的人形容憔悴；有的人说只睡三四个小时照样浑身充满着干劲儿，而有的人睡了 10 个小时，还是满脸倦容。一个会休息的人才是一个会工作的人，要想工作好、身体好，一定要会休息，懂得健康睡眠。

但是随着竞争压力的逐渐加大和生活节奏的逐渐加快，越来越多的人已经失去了那种沾枕头就着的舒服和惬意，不知从什么时候开始，睡眠变成了大家最熟悉的陌生“人”。而且，不容乐观的是，越来越多的人加入到失眠的行列，年轻的上班族以厚积薄发的气势冲破原有的老年人独霸失眠舞台的荆棘，“成功”地变成其中一员，跻身失眠易发人群行列。来自职场上的压力和生活上的压力，都在严重压迫着上班族的神经。加班加点，不规律的生活作息，严重压缩着他们的睡眠时间，同样，也使得失眠成为他们形影不离的“伙伴”。

如何能在紧张繁忙的工作之后，用一场酣眠来拯救早已经疲惫至极的身躯？

解决问题的关键在于让身心都“放松下来”，让自己感觉舒服。失眠主要来自于压力，包括生活上的、工作上的、婚前的、婚后的、人际关系上的，正是这些压力的存在，啃噬着睡眠时间。再加上各种各样的应酬，以及加班加点和不规律的生活作息，使得睡眠时间被压缩得所剩无几，身心俱疲，失眠也就成了家常便饭。

为此，对于上班族的失眠，本书给出了建议，从运动、欣赏音乐、放松心情等多方面入手，给出了解决之道；对于那些摇身变成“房奴”、“车奴”、“卡奴”、“礼奴”的人们来说，给出了理财的高招；给那些“剩男剩女”们，指点了迷津。另外，书中还给出了许多中医秘方，可以通过好药方来改善睡眠。

书中给出的睡眠对策都是有助于放松的，进而让人面对自己的睡眠提示。如果你能够在书里找到喜欢的睡眠对策，那就再好不过了。

睡眠与清醒时的活动是一体两面。如果能够享受睡眠，人生应该会更快乐。

希望您能生气勃勃，精力充沛地度过每一天。

柴文举

2010．7

目 录
contents

第一篇
每天睡得好，八十不见老

睡眠和休息丧失了时间，却取得了明天工作的精力。

——毛泽东

一个人一生有三分之一的时间是在睡眠，睡眠与空气、水、食物一样是人体不可缺少的。良好的睡眠可以提高人身体的各项功能，改善精神状态，增强记忆力，让人以更好的状态投入到学习、工作中去。“每天睡得好，八十不见老。”一个人不论学习有多累、工作有多忙，一定要让自己得到适当的休息，以睡眠来安抚自己疲累的身体。

睡眠，生命四要素之一

小芬是个要强的人，她从县中学转到市二中后发现自己和同学之间存在一些差异，尤其是自己的英语，和同学们相比自己就成了“哑巴”。小芬一回到家就埋头学习，吃饭的时候都在用 MP3 听英语。晚上十一点了，妈妈让她休息，她说：“我要用好现在的每一分钟，再不学我就要被学校淘汰了，还睡什么觉啊！”小芬的回答让妈妈顿时哑口无言，不知道自己把孩子送到更好的学校的决定是否正确。

世界卫生组织 2002 年确认“空气、水、睡眠、食物”为人生命四要

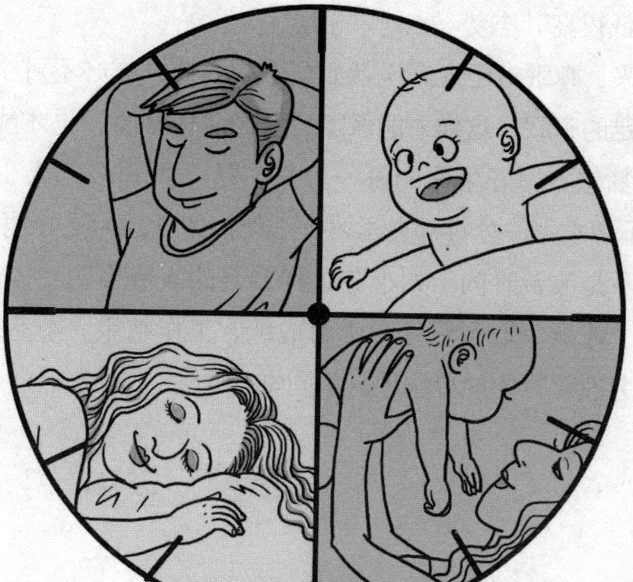

素，由此说明，睡眠是人体不可缺少的，是人生命得以延续所必需的。伟大的莎士比亚曾经说过："人生第一道美餐就是睡眠。"睡眠使身体得到休息，体力得到恢复，此外，睡眠还能提高机体的免疫功能、生殖功能，改善精神状态、增强记忆力，对人们的学习、工作是极大的帮助。

战国时名医文挚对齐威王说："我的养生之道是把睡眠放在头等位置，人和动物只有睡眠才能生长，睡眠帮助脾胃消化食物。睡眠是养生的第一大补，人一个晚上不睡觉，其损失一百天也难以恢复。"清代医家李渔曾指出："养生之诀，当以睡眠居先。睡能还精，睡能养气，睡能健脾益胃，睡能坚骨强筋。"

俗话也说："每天睡得好，八十不见老。"这是因为睡觉的时候，神经系统、循环系统、内分泌系统、消化系统、肌肉的各种神经反射活动较白天睡觉时均有明显改变。例如：用于调节动物体内的水盐代谢和糖代谢的肾上腺皮质激素在睡眠时几乎不分泌，而白天分泌则加强，呈"昼高夜低"的态势；而生长激素、催乳激素等睡眠时分泌增多，白天则几乎不分泌，呈"昼低夜高"态势。

由此看来，睡眠对于人来说就如同水和食物一样必不可少，任何一个人都要有充足的睡眠，这样才能保障自己的身体健康，也才能更好地实现自己的人生梦想。用好生命的每一分钟，是一种积极的人生态度，但是"用好"并不要求每一分钟都在学习、工作，休息是为更好地做事打基础、做准备，并不是浪费时间。如小芬这样要强的人应当明白，只有懂休息、会休息的人，才能争取到更好的学习成绩、工作结果。小芬应适当休息，补充体力，劳逸结合才能更快地赶上同学。

深睡眠是最好的养生

陈玲是个“白骨精”（白领、骨干加精英），每天进出高级场所，薪水也比一般人高很多。但是她现在却很烦恼，她说：“最近我经常加班到晚上十点钟，早上还得准时上班。白天工作压力很大，一天下来感觉很累。可是到了晚上居然会睡不着！这样的情况已经持续了将近一个星期，每天都感到脑仁很疼、头沉、晕乎乎的！这段时间一直是这样，情绪波动大，肠胃也不好，真是苦恼！”

好的睡眠是非常重要的，因为睡眠的质量好坏直接影响到第二天的精神气质和工作效率。一个睡得好的人，基本上是健康的人；一个睡不好的人，那肯定是健康有问题的人。古人说：“不觅仙方觅睡方，一觉熟睡百病消。”现在生活条件越来越好，人们对健康也越来越重视。为了健康、长寿，人们采用锻炼、营养以及滋补全身等各种方法，但养生的第一补品不是别的，而是深睡眠，即好的、优质的睡眠。

睡眠的好坏，不是看时间的长短，而是看睡眠的质量。对人体的健康起决定作用的睡眠是晚上的深睡眠，6 小时的深睡眠远比 12 小时的浅睡眠质量高很多。深睡眠是人体睡得最熟、最香的阶段，人体内的激素在大量分泌，免疫细胞、各种受损细胞（尤其是脑细胞）在进行修复，疲劳在恢复，能量在储存，消化系统在忙于吸收营养物质，废物在大量排泄等等。

深睡眠被人称为“脑睡眠”，因为在深睡眠期间大脑皮层细胞处于休息状态，起到了保养皮层细胞的作用，对稳定情绪、平衡心态、精力恢复极为重要。实际生活中，长期睡眠不足或很少有深睡眠的人会表现出精神萎靡、脾气急躁、情绪不稳定等情况。

深睡眠期间人体各种生命活动会降低到最低程度，如血压下降、心跳减慢、脑部血流量减少、呼吸慢而平稳、体温下降，这些情况说明机体的代谢维持在一个最低的基础水平，消耗能量减少；同时体内有关的组织、器官在副交感神经支配下合成代谢加强，能量产生增加，使劳累一天后的体力得以恢复，次日神清气爽，具有旺盛的精力。

深睡眠期脑垂体分泌的生长激素分泌和释放达到高峰，这种激素具有促进骨骼生长和身体发育的作用，儿童在睡眠中长个儿的原因即在于此。生长激素另外还能使身体各组织的蛋白质合成增强，促进脂肪分解，故有助于儿童的身体发育，提高智力；有助于成年人体力恢复，并维持成年人的代谢处于“年轻态”。

深睡眠能显著增强机体免疫能力，已有实验证明在深睡眠期可以产生许多抗体，增强抗病能力，并且还能促进机体各组织器官的自我康复能

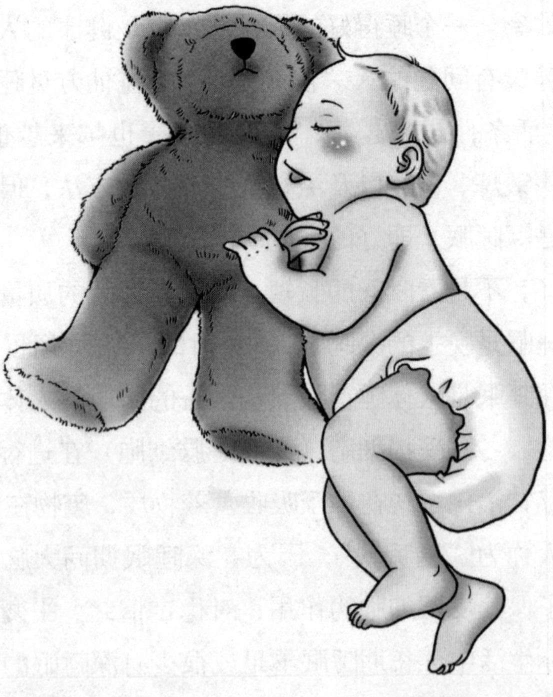

力。睡眠不足可诱发或加重原有躯体疾病，如诱发糖尿病，使原有的高血压、心脑血管病等躯体疾病加重，诱发神经精神疾病，如帕金森病、老年性痴呆、焦虑症、抑郁症等。感冒和发烧的病人特别想睡觉，这是一种自我保护机制，在睡觉时，机体内的免疫功能加强，抵制和消灭外来病原体的功能加强，因此，睡觉成了治感冒的良药。

深睡眠还有养颜功效，医学研究表明，人表皮细胞的新陈代谢最活跃的时间是从午夜至清晨 2 时，而熬夜是最能毁容的，因为彻夜不眠将影响细胞再生的速度，导致肌肤老化，这种恐怖的后果会直接反应在女士们的脸庞上。睡眠充足的人往往脸色红润，少见皱纹，长期睡不好的人其脸色苍白，面容憔悴，眼睑松弛，与同龄人相比显见苍老。所以说，睡眠对一个人的肌体和美容至关重要，可以说任何化妆品和饮食都比不上睡眠对肌肤的保健作用。因此，女士们如想保持自己脸部皮肤好，务必养成在午夜 12 时前入睡的习惯。

睡眠是健康的“终身伴侣”，良好的睡眠是人们身心健康的标志。然而随着浅睡眠或失眠人群的增加，使得由此产生的各种疾病纷至沓来，浅睡眠或失眠已成为影响人们健康甚至寿命的主要危害，睡不着、睡不好、睡不够，使得老年疾病发病率越来越年轻化。深睡眠使孩子身体长高、智力开发，年轻人精力充沛，中年人身体强健，老年人健康长寿。因此，每一个人都要付出行动，保护自己优质的睡眠。青年人要呵护深睡眠，中年人要保养深睡眠，老年人要滋补深睡眠。

睡多少才健康，因人而异

“刚参加工作时，仗着年轻力壮，即使忙到凌晨两三点，回到家也是倒头就睡，第二天一早，又能精力充沛地投入工作。但是，一进30岁门槛，长时间的工作让我力不从心，回到家里，满脑子想的还是工作，躺在床上翻来覆去睡不着。”某网络公司业务主管刘先生闷闷不乐地说。现在他每天睡8个小时，但是早上起来还是感觉迷迷糊糊，头昏脑涨地走进办公室，盯着电脑屏幕半天，脑子里还没一点反应。工作效率低，该做的做不完，还得加班。他不明白，自己应该睡多少时间才够，自己又能有多少时间去睡觉。

众所周知，睡眠过少身体会出现疲惫困乏、脑力下降、精神不集中等一系列不良反应。英国和意大利相关研究者已提出警告说，晚上睡眠时间少于6小时的人恐将提前长眠了。与我们生活中物极必反的道理一样，能给人带来最佳健康效益的睡眠也应适度，而不是睡得越多休息得就越好。

研究人员表示，尽管目前并不十分清楚为什么睡觉时间过多的人和过少的人都会有“睡眠不好”的抱怨，但是他们的研究结果对以前有人提出的一种睡眠理论，即每天晚上睡眠时间多于8个小时能产生更佳的健康效益，提出了质疑。

研究人员介绍说，他们对100名成年人的睡眠数据进行了研究。结果发现，与每天晚上睡7至8小时的人比较，那些睡觉时间过长的人常常会有不容易入睡、半夜容易醒来、醒得过早、醒后感觉体力并没有得到有效恢复，以及白天容易打瞌睡等症状。

研究人员表示，睡觉时间过长和过短的人，其睡眠问题均较那些睡眠时间适中的人要多。此外，喜欢超长睡觉时间的人群中，女性比男性多。研究人员告诫说，人体所需的睡眠时间与恢复体力的需要有关。如果刻意延长或缩短，都会影响人体恢复过程的正常循环，打乱人体本身固有的生物钟，从而使自己陷入老睡不踏实的陷阱中。

睡眠是人们正常的生理需要，但绝非睡眠时间越长越好。不同年龄的人对睡眠时间的需求是不完全相同的。年龄越小，大脑皮层兴奋性越低，对疲劳的耐受性也越差，因此需要睡眠的时间也越长。而到了老年，大脑皮层功能不如青年人那么活跃，体力活动也大为减少，所以需要睡眠时间也相应减少。一般来说，新生儿每天睡眠时间不少于 20 小时，婴幼儿约 15 小时，学龄儿童约 10 小时，成年人约需 8 小时，老年人 5 至 6 小时就够了。这只是一个大致的平均数，每个人每天所需的睡眠时间差异很大，这与人的性格、健康状况、工作环境、劳动强度等许多因素有关，与每个人的睡眠习惯也有一定关系。

一个人在不同季节所需的睡眠时间也会有所不同。一般来说，春夏两个季节适宜晚睡早起，每天需要 5 至 7 小时的睡眠时间；秋季适宜早睡早起，每天所需的睡眠时间为 7 至 8 小时；而冬季则适宜早睡晚起，每天需要 8 至 9 小时候的睡眠时间，注意冬季也不宜起得太晚，最好在太阳升起前起床。随着失眠人群的逐渐增加，有些人担心因为失眠耽误自己正常的学习和生活，已经到了谈失眠色变的地步。他们觉得自己的睡眠时间一定要严格保持在 8 个小时范围内，如果少于 8 个小时，内心就会很不安。或者说在晚上习惯的睡眠时间还没有睡着就会变得异常的躁动，殊不知，这样更影响了正常的睡眠。

衡量睡眠好坏除了睡眠时间以外，更主要的是看是否严重影响白天的工作和学习效率。另外，睡眠时间经常是随着年龄增长而逐渐减少的。每个人对睡眠时间的需求量差异也很大，有的人把一昼夜的一半时间用于睡觉，而有的人每昼夜只需 3 到 4 个小时就足够了。甚至有极个别的人每昼夜睡眠时间不到1小时，仍然生龙活虎，并没有什么不适感。所以说，睡眠时间的长短并不能说明睡眠质量的好坏。

有研究资料表明，每个人每天需要睡眠多长时间，与其性格特点有着较为密切的关系。睡眠需要短的人，性格大多有点外向性，他们大都胸怀宽广、乐观而自信、积极努力、工作干劲大。这类人多是在学习上孜孜不倦，有雄心壮志，对生活和未来充满信心的人，看来爱迪生就是这种类型的代表。而睡眠需要长的人的性格则多是内向型的，这类人对工作小心谨慎，兴趣广泛，善于思考，对一切事物都有独立的见解，他们富于艺术创造性，相对论的创始人爱因斯坦便是这种类型的代表，他每天睡眠的时间比一般人长。

大多数人认为，人一天需要8小时的睡眠。据有关调查报道，绝大多数人的睡眠时间在7至8小时之间，但睡眠时间也有一定的个体差异和年龄差异。如果想测出自己一天需要多少睡眠，不妨在节假日关掉闹钟，按时睡觉，早上自然醒来，这期间的平均睡眠就是身体所需要的睡眠时间。

有梦，睡眠不一定不好

德国化学家凯库勒长期研究苯分子的结构，已经疲惫不堪。他早已经测定清楚，苯分子是由6个碳原子和6个氢原子组成。1865年圣诞节后的一天，凯库勒做了一个奇怪的梦，梦里他看到碳原子连在一起形成了一条弯弯曲曲的蛇，这条蛇身上的每个碳原子上都还带着一个氢原子。这条怪蛇忽然蠕动起来了，它在爬，它在摇头晃脑，它在跳舞，而且越跳越快，渐渐地，这条蛇转起圈来，蛇头追着蛇尾，不停地转动着，形成了一个圆环。突然，蛇头追上了蛇尾，并一口咬住了，牢牢地衔住尾巴尖，就此不动了。凯库勒匆匆地在一张纸上写下了梦中看到的环状结构，这就是苯分子的第一个环状式，长期未能解决的问题，最后“一梦成功”了。

“医生，我几乎每天都要做梦，每天想睡觉时总担心今晚又做梦睡不好，很苦恼……”。每天都有自感睡眠不好的人到门诊咨询这个问题。那么睡眠与做梦到底有何关系呢？为什么会做梦呢？

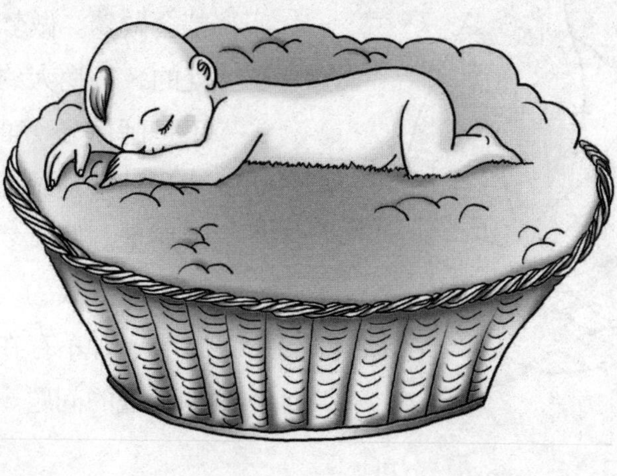

许多人都有这样的体会：如果对睡眠越是过于重视，很想睡个好觉，却常常难以入眠；而不想睡觉，不去重视时却睡得很好。原因就在于对待睡眠的心态不同。对于许多人来讲，睡不着是一种应激和不愉快的体验。在夜里一旦睡不着就产生了担忧，害怕失眠造成不良的影响，这种紧张的情绪会干扰睡眠的正常过程，反而加重了睡眠问题。

睡眠是由两种不同的形态交替组成的，一种叫快动眼期，因为此时的眼球呈快速运动，80%的梦发生在这个时期，做梦时伴不规则的心率、呼吸频率加快等。如果睡眠者正好从此期醒来，则能完整地叙述梦，否则梦的回忆则是不完整的，故此期也被称为“有梦睡眠期”；另一种叫非快动眼期，此时醒来很少人会记得有梦，故也称为“无梦睡眠期”。夜间睡眠首先出现非快动眼睡眠，随后出现一个相对较短时间的快动眼睡眠，两个期加起来称为一个睡眠周期，大约90分钟左右，然后再进入非快动眼期，开始下一个周期。一夜之间约有4～5个睡眠周期，但是各个周期并不完全相同。现在研究发现所有的睡眠阶段都会出现梦，只是快动眼期做梦的数量明显多于非快动眼期。

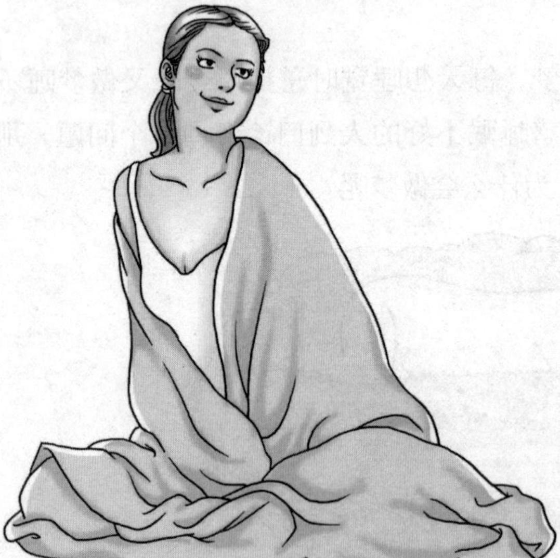

梦的多少与睡眠质量无关，梦是一种普通的生理现象，是正常睡眠的一部分，每个身体健康的正常人每天晚上都会做梦。做梦对人体是有益处的，每晚大约做4次梦，而不是睡眠不好的表现，当然，如果频繁地做噩梦就会影响睡眠质量。做噩梦是不良的心理状态所导致的，而不是做噩梦本身，并不存在做梦多了就影响睡眠的问题。

梦是大脑调节中心平衡机体各种功能的结果，是大脑健康发育和维持正常思维的需要。正常的梦境活动，是保证机体正常活力的重要因素之一。倘若大脑调节中心受损，就形成不了梦，或仅出现一些残缺不全的梦境片断，如果长期无梦睡眠，倒值得人们警惕了。不做梦反而可能会引起人的一系列不良心理反应，如出现焦虑不安、紧张易怒、感知幻觉、记忆障碍、定向障碍等。有些患有头痛和头晕的病人，常诉说睡眠中不再有梦或很少做梦，当然，若长期噩梦连连，也常是身体虚弱或患有某些疾病的预兆。需要注意的是，有的人说自已很少做梦或者整夜无梦，实际上是他在醒来之后把晚上所做的梦都忘记了而已，并不是没有做梦。

只要正确地认识睡眠与梦的关系，树立良好的心态，积极面对和处理睡眠问题，你就会有个甜美的梦。

失眠成了城市生活的标签之一

米莉是上海一个白领。在人才济济的大上海一个农村来的大专毕业生要想站住脚需要付出比别人更多的努力。米莉应聘了好几个单位才进入现在这个集团公司，面对集团随时可能出现的裁员，米莉拼命工作。她的时间总是不够用，只能牺牲睡眠时间，很多个深夜她都在公司或家里加班。长此以往，米莉发现自己的觉越来越少，不论多想睡觉，一提到工作就睡意全无。但是她也发现自己的体力大不如前，上次回老家走一个小时的山路就累得气喘吁吁，要知道从小就走山路的她以前走两三个小时也不会这样累啊。

香港最青年作家张小娴在她的散文中说过：睡眠跟恋爱相似，是一种温暖而散漫的行为。睡眠能补充体力，好的恋爱也能补充体力，令人精神饱满。午睡是最幸福的一种习惯，像初恋和热恋；晚上的睡眠，像一段稳定的感情，抚慰心灵。失眠和失恋一样，觉得每一天晚上都很难过，长夜漫漫，何时才等到天亮？此话极形象，但事实上，睡眠比恋爱更为重要。人不吃饭，能活20天；人不喝水，能活7天；人不睡觉，只能活5天。

随着经济的发展，人们的生活、工作压力越来越大，经常牺牲睡眠成了人们最愿意同时也是最容易做的事情。失眠已经成为都市生活的标签之一，甚至有人称之为一种都市文化现象。调查显示，城市越大，工作压力越大，失眠人口比例越高。由于找不到解救失眠的方式，便丰富了夜生活，变幻而激情的夜落幕之后，迎接来的只能是一个萎靡不振的白天。如此解救俨然仅仅是治标不治本的假象，失眠依旧鬼魅如影随形。消极的夜生活只不过是逃脱失眠的一种表面手段，是失眠症恶性循环的催化剂。

世界卫生组织（WHO）给失眠的定义是这样的：“失眠症是一种持续时间相当长，对睡眠的质和量都不令人满意的状态。”而中国睡眠研究会抽样调查显示，目前我国睡眠障碍患者约有 3 亿，睡眠不良者高达 5 亿；约有 50% 的成年人有过睡眠不良经历，职业女性中有 80% 的人受睡眠不良困扰。

有专家曾经就失眠问题对 25～35 岁的上班族作过一个网络调查，调查结果显示，有 80% 的都市成年人睡眠不健康。其中 25～40 岁患有“睡眠障碍”者最多。而这个人群正是我们社会的中坚力量。这次调查中最值得注意的是 8.34% 的人每天睡眠不足 5 小时，这已属于睡眠不足。而参与调查的人群中有 1.13% 的人每天会睡 11 小时以上，睡的时间过多或过少都属非正常情况，要多加注意，及时就医。睡眠障碍已成为影响中国人健康的又一杀手。在失眠的情况下，第二天会感到有明显不适，情绪不佳，烦躁易怒，甚至会觉得头痛，注意力不集中。而失眠的原因，主要是因为生活中的琐事多，工作压力大。原因归于噪声、光线、空气污染等外界因素的占少数。

WHO 曾对 7 个国家、15 个地区的 2.6 万人进行调查，发现巴西人患失眠症的比率为 40%，美国为 35%，英国、法国分别为 30% 和 25%。WHO 在随后公布的调查报告中指出，由上述数据推断，全球约有 27% 的人受失眠困扰。去年 6 月，美国睡眠基金会又公布了一项全美睡眠状况调查，指出美国有 1.26 亿人受失眠困扰。调查显示，2000 年，美国有 62%

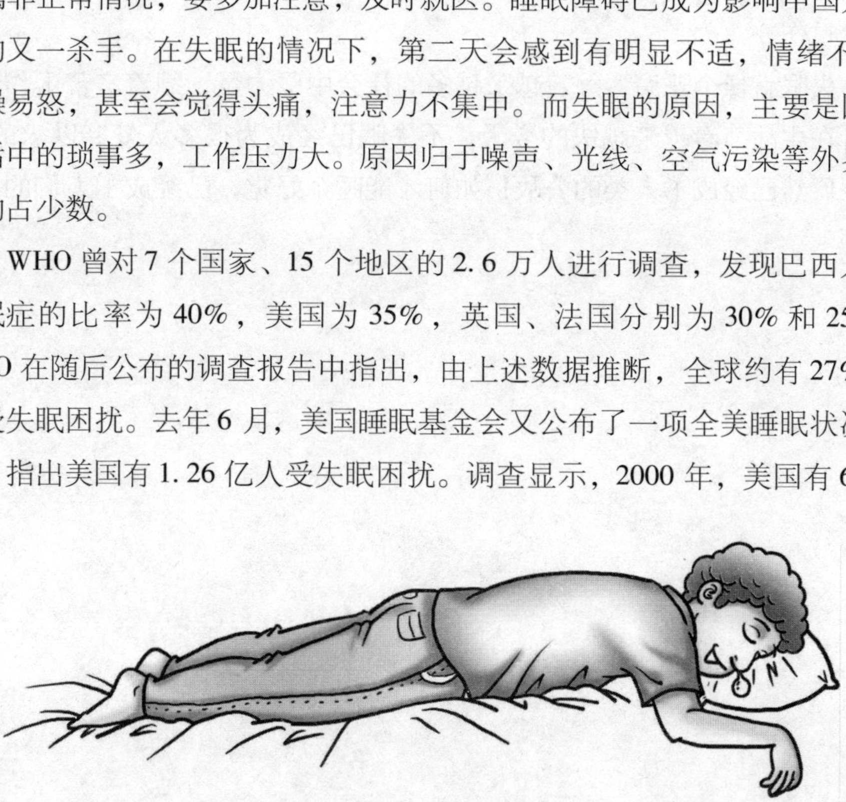

的成年人有睡眠问题，到了2004年，这一比率已上升到75%。而在英国，患失眠症的现象极为普遍，约1/3的英国人都失眠过。在法国，1/10的人需要经常服用安眠药，超过60%的人曾出现阶段性失眠症。

过去人们总认为，失眠是工作忙碌的老板或上了年纪的人才会遇到的问题，其实不然。专家指出，如今面临升学压力的学生、被称为“白骨精”（白领、骨干、精英）的青年人和老年人是失眠的三大高发人群。失眠，短期内表现为白天昏昏欲睡，思路不清晰，注意力无法集中，情绪不稳定、易怒、莫名其妙地发脾气等。以前，人们总觉得这些短期影响是暂时的，好好睡一觉就没事了，但事实也并非如此。越来越多的证据表明，睡眠不足的影响会累积，严重的最终危及健康，甚至导致猝死。英国最近的一项研究显示，经常失眠者患心脏病的危险是正常人的3倍；睡眠不足也是交通事故的重要原因，在英国，每年有4.5万人因司机疲劳驾驶致死或受重伤。

失眠就像个恶魔，缠着越来越多的社会中坚力量，缠着辛苦工作的人们。在生活节奏越来越快的今天，不失眠已经成为很多人梦寐以求的事。失眠俨然已经成了人类的公敌！如何才能睡个好觉，已经成了人们的一大难题。

睡眠小贴示

世界睡眠日

进入21世纪全新的科技时代，人们的健康意识空前提高，“拥有健康才能有一切”的新理念深入人心，因此有关睡眠问题引起了国际社会的关注。据世界卫生组织对14个国家15个地区25 916名在基层医疗机构就诊的病人进行调查，发现有27%的人有睡眠问题。据报道美国的失眠发生率高达32%～50%，英国10%～14%，日本20%，法国30%，中国在30%以上，50%的学生存在睡眠不足。睡眠障碍对生活质量的负面影响很大，但相当多的病人没有得到合理的诊断和治疗。睡眠障碍现已成为威胁世界各国民众的一个突出问题。

为唤起全民对睡眠重要性的认识，2001年国际精神卫生和神经科学基金会主办的全球睡眠和健康计划发起了一项全球性的活动，将每年初春的第一天即3月21日定为“世界睡眠日”。此项活动的重点在于引起人们对睡眠重要性和睡眠质量的关注。“世界睡眠日”之所以定在每年初春第一天，是因为季节变换的周期性和睡眠的昼夜交替规律都与我们的日常生活息息相关。

据中国睡眠研究会公布的最新睡眠调查结果，中国成年人失眠发生率为38.2%，高于国外发达国家的失眠发生率。2003年中国睡眠研究会把“世界睡眠日”正式引入中国。

“世界睡眠日”是让全世界关注所有睡不好的人。“世界睡眠日”的目的是要引起人们对睡眠重要性和睡眠质量的关注，提醒我们要关注睡眠质量，关注睡眠质量就是关注生活质量，关注睡眠就是关注健康。

中国历届睡眠日主题：

2001年：睁开眼睛睡

2002年：开启心灵之窗，共同关注睡眠

2003 年：睡出健康来

2004 年：睡眠，健康的选择

2005 年：睡眠与女性

2006 年：健康睡眠进社区

2007 年：科学的睡眠消费

2008 年：健康生活，良好睡眠

2009 年：科学管理睡眠

2010 年：良好睡眠，健康人生

第二篇
失眠的危害

我除了睡觉和休息，从没有其它的锻炼。

——马克·吐温

睡眠使身体得到休息，体力得到恢复，对孩子的成长尤其重要，因为生长激素是在上半夜睡眠正香时分泌的最多。此外，睡眠还能提高机体的免疫功能、生殖功能，改善精神状态，增强记忆力。所以，伟大的莎士比亚曾经说过：“人生第一道美餐就是睡眠。”如果失眠，人们失去的将不只是美丽，还有智力甚至是健康。

失眠影响记忆力和智力

苗明是个很争气的孩子，他现在上高三，正全力以赴应对高考。可能是他太紧张了，近段时间总是失眠，每天晚上他都暗示自己要睡个好觉，可是每天晚上他都睡不好，一遍遍地数绵羊，每晚上只能睡三四个小时。苗明发现他的记忆力大不如前，这让他更加担心自己的高考。

研究发现，缺少充足的睡眠，大脑的记忆系统对新技能或新资讯的吸收就会碰到“困难”。此外，对于各种记忆的形成，个人聪明也不及睡眠重要。一晚安稳的睡眠，可以让一个人记住更多东西，但长期失眠，或失眠症状严重时就会出现健忘症状，不仅影响自己的记忆力，还影响智力的发展。

澳大利亚新南威尔士大学的一项研究显示，每日只睡 5 至 7 小时的人，其思维反应比体内酒精含量接近醉酒驾驶的人还要迟钝。此外，经常缺乏睡眠还会诱发精神错乱。

美国和英国研究人员最新进行的一项动物实验，他们在实验中剥夺了实验鼠 5 个小时睡眠，结果发现，实验鼠大脑中一种名为 PDE4 的酶的含量和活性都出现增长，而这种酶会对帮助保持记忆的分子造成影响，从而削弱记忆力。

失眠会引起人的疲劳感、不安、全身不适、无精打采、反应迟缓、头痛、记忆力不集中，这些都严重影响每一个人的工作和学习，尤其是苗明这样即将面对高考的学子，长期失眠可能会阻断他的求学梦。那些受失眠困扰而记忆力、智力下降的人们，应该着手改善自己的睡眠，这样才能实现自己的梦想。

失眠偷走青春和美丽

黄真是某公司的业务经理，一段时间以来她一直在忙公司投标的事。加班加点地工作，让她根本不能安心睡眠，不过，失眠、缺觉的代价是她所在的公司成功中标。在公司的欢庆会上，黄真与大家一起享受成功的喜悦，突然业务员赵谋惊呼："黄经理，你看着比前段时间老了好多啊！"

距今两千多年的中国养生著作《十问》中，谈到睡眠对人体美容的作用时说："缺少正常的睡眠与饮食，就会像熊熊烈火烧炙金属一样使人憔悴。"睡眠缺乏的人，面容就显得很憔悴。事实也证明，睡眠是最好的化妆品，睡眠时间是美容时间。如果有充足有效的睡眠，就会容光焕发，皮肤富有弹性和光泽，面色也红润饱满。

睡眠是怎样促进美容的呢？研究结果表明，大致有三个方面：①睡眠时皮肤血管更开放，这可补充皮肤营养和氧气，带走各种排泄物；②睡眠时生长激素分泌增加，可促进皮肤新生和修复，保持皮肤细嫩和有弹性；③睡眠时，人体抗氧化酶活性更高，能更有效地清除体内的自由基，保持皮肤的年轻态。

一夜的辗转反侧会让你精神不振，挥之不去的压力和各类事务缠心绕脑，使你欲睡难眠。经常睡眠不足不仅会破坏人体的正常代谢，还会使肌肤反应迟钝，丧失抵抗外界刺激的能力，使干性皮肤更干涩，油性皮肤更油腻，甚至发炎长痘。

经常失眠，会造成眼睛周围皮肤色素的异变，出现黑眼圈，眼圈的变黑是美容的缺陷之一。睡眠不足，还会使眼白混浊不清，混浊的眼睛给人一种暮气沉沉的感觉。

睡眠时间不足，可以导致胰岛素抵抗，是造成肥胖的一个危险因素。美国芝加哥大学的最新研究报告指出，男性随着年龄的增长，深眠的时间越少，促进成长的荷尔蒙分泌也就减少。成长荷尔蒙的缺乏会使得体内脂肪组织增加并囤积于腹部，还会减少肌肉的质量、力量及运动的负荷量，使中年男子身材走样，形成双下巴、啤酒肚。

美国芝加哥大学的研究人员在他们的研究中还发现，人如果一段时间睡眠不足，身体就会出现衰老症状。

总之，睡眠不足最容易使皮肤疲劳和老化；而充足的睡眠，尤其是高质量的深睡眠，则是保养肌肤，减轻脸部皱纹的最佳方式。

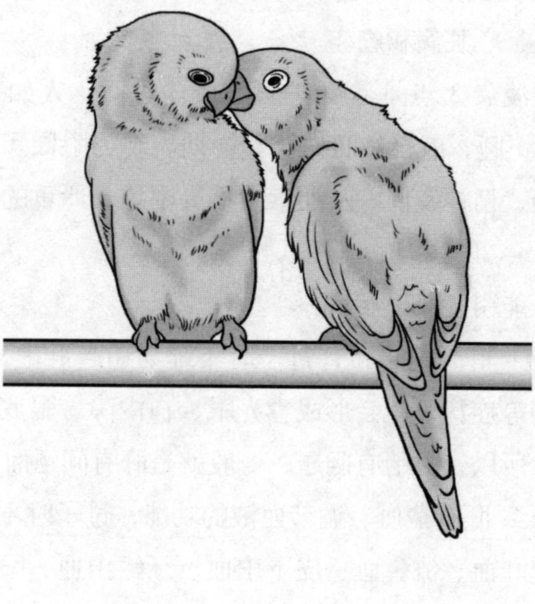

失眠带来疾病和痛苦

梁金和恋人杨平结婚了，让梁金意想不到的是瘦弱的杨平晚上鼾声如雷，让她怎么也睡不着。梁金本想叫醒他，可是一想到他白天还要辛苦工作，又不忍心，她只能每天晚上在床上“摊饼子”，翻来翻去睡不着觉。一个月下来梁金瘦了好多，她一个学医的朋友告诉她应尽快调整好睡眠，不然怀孕都麻烦，还说曾经有人因为失眠而流产。

英国一项研究显示，不良的睡眠习惯可能导致感冒、抑郁症、糖尿病、肥胖、中风、心脏病和癌症。

晚上 9 点到凌晨 3 点是养肝护胆的最佳时间。人如果长时间过子时（23 点到 1 点）不睡，就会伤胆伤肝。初期表现为眼圈黑、眼睛干涩、疲倦、头晕、头痛、精神疲倦以及注意力不集中等，严重的还会出现脏腑失衡和各种病症。

长期失眠可能引发以下疾病：

1. 眼部疾病：肝开窍于目，过子时不睡易引起肝虚，出现视力模糊、老花、迎风流泪等症状，还会形成青光眼、白内障、眼底动脉硬化、视网膜病变等眼疾。所以，眼睛有问题，一般就是肝有问题而引起的。

2. 出血症状：肝有藏血、调节血液的功能，过子时不睡，会造成肝血不足，还会引起吐血、流鼻血、皮下出血、牙龈出血、眼底出血、耳出血等出血症状。

3. 肝胆方面疾病：子时胆要更替胆汁，胆经旺时人若不睡，胆汁更替不利，过浓而结晶成石，久之即得胆结石。现在乙肝病毒携带者很多，大都是因为违反自然规律过了子时不睡觉造成的。乙肝病毒携带意味着将来会有40%～60%的人患肝硬化，严重的则形成肝癌。

4. 情志方面的疾病：过子时不睡易耗伤胆气，《黄帝内经》讲“气以壮胆”。胆气一虚人就容易惴惴不安、多疑、胆怯，久之则形成抑郁症、焦虑症等情志方面的问题，甚至厌世、自杀。现在青少年患抑郁症甚至自杀者越来越多，大都是因经常熬夜伤了肝胆气。所以，抑郁症、焦虑症等不能单单寻找心理因素，心理异常往往来自于生理失衡。

5. 心血管系统疾病：过子时不睡觉，可引起肝血不足。由于心主一身之血脉，肝的储藏和调节血液的功能受损，会造成心脏供血不足，从而引起心脏病、高血压等心脑血管疾病。

6. 肺脏方面的疾病：过子时不睡觉，无法滋阴潜阳，肝阴亏损，引起肝火过盛而灼肺，出现干咳或咳嗽、咳痰血等症状，还易导致牛皮癣等各种皮肤病。（感冒有时候不是简单的风寒或者风热，也许吃药打针甚至输液要很多天都好不了的感冒，只要补足了肝气、降了肝火就能很快痊愈。肺主皮毛，很多皮肤病也不是涂抹药膏就能治好的，那只是治标并不治本，治本还是要解决肝的问题）

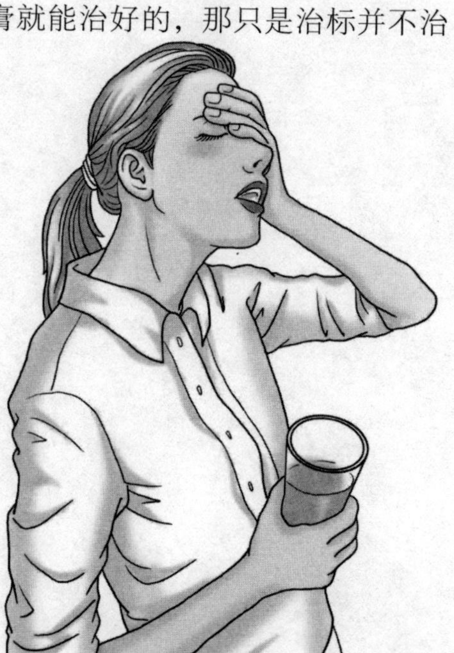

7. 肾脏方面的疾病：亥、子、丑时（21点到3点）为一天的冬季。春生夏长秋收冬藏，冬季应肾，肾主藏精，肝肾同源，过子时不睡觉易耗伤肝气、肾气，从而容易引起骨质疏松、糖尿病、肾衰竭、不孕不育等疾病，严重的还会影响下一代。

8. 习惯性流产：女性习惯性流产多数是男性的原因，这些男性大部分睡觉时间超过零点，伤肝太重。

肝在五行里属木，木性不强，精子如同弱势的种子，扎根力弱，胎儿极容易滑落。

除了上面那些危害，还需要说明的就是，失眠引起的情绪不稳、沮丧、焦虑，会影响人与人之间的交往，造成人际关系的紧张。而不良的人际关系又会加重失眠。此外，由于失眠产生的上述躯体和精神方面的不利影响，大大增加了工作时意外事故的发生，对社会造成巨大损失。1990年，美国统计因失眠造成的直接医疗支出，以及造成的生产下降、病假和意外事故伤害等的经济损失为154亿美元。再加上因加重了其他疾病造成的医疗支出，以最保守的估计，每年经济损失达300亿~359亿美元。失眠问题的严重性，恐怕超过了其他各种疾患。

专家强烈建议大家，千万不要忽视夜间失眠情况，长期失眠还可引发女性更年期综合征、中老年人脑病以及糖尿病等严重危害人体健康的疾病。

失眠扰乱生活和工作

庄延被公司调到另一个部门当负责人，新的工作岗位带给他的收入增多，可是压力也增大了，他重压之下失眠了。长期的失眠让庄延心神不定，无法在短期内适应自己的新工作，总觉得新部下在自己背后指指点点。想得越多他心情愈发烦躁，脑子里整天盘算怎么“逃班”。最后，庄延成了抑郁症患者，天天窝在家里不肯出门，根本不能从事新的工作。

失眠引起注意力不集中，记忆力衰退，健忘甚至精神恍惚，会直接导致学习和工作效率下降；失眠让人精神倦怠，皮肤暗黄，黑眼圈，没有好容颜，而且烦躁、易怒，搞得大家关系紧张。

由于失眠，引起进食状况不佳、大小便功能紊乱等现象；而口干、便秘、尿频等症状又加重了睡眠障碍，让人变得固执、敏感、多疑、坐立不安、遇事容易冲动，严重影响到同事和家人，生活变得一团糟。

失眠诱发抑郁症

张灵多年前和丈夫建立起一家摄影器材公司，在两人的努力下公司发展越来越好。儿子的出生让张灵退居二线，回家享清福，平时除了辅导孩子做作业，主要就是逛街购物和炒股。日子过得轻松了，她却莫名其妙开始失眠、头疼，变得越来越易怒。整夜整夜不睡觉让她心情更为烦闷，老公和儿子都成了她攻击的对象。这样的情况持续了一年多，张灵被诊断患上了抑郁症。

抑郁症是一类以情绪低落、思维迟缓、活动减少为主要表现的精神障碍，情绪低落是其基本症状。抑郁症的男女患病率相差很大，男性患病率为1.7% ~3.2%，女性则为4.1% ~6.9%；男性的年发病率是0.08% ~0.20%，女性则是0.25% ~7.80%。很多抑郁症患者在发病前可能遇到一些负面的生活事件，如生活、感情、事业上的打击都可能诱发抑郁症发作；儿童时期不和谐的经历也是抑郁症的一个危险因素。抑郁症多表现为经受不住打击、缺乏精力、没有安全感、内向、敏感、容易担忧、缺乏社交技巧、缺乏自信、依赖和强迫等特点，并且会引发一种或多种躯体症状，如胃肠症状、心血管症状、体重下降、睡眠缺失等，也可能是头痛、疲乏、身体不定部位或颈肩背部肌肉的疼痛。而且，情绪低落或兴趣缺失，甚至自杀。

而睡眠和抑郁两者存在相互的关系。抑郁多是由长期的精神压力和自身的心理素质引起的，失眠的出现一般也和心理因素相关，一般认为抑郁会出现失眠症状。其失眠的表现一般为早醒，长于半夜2~3点醒后难以再入睡，情绪异常低落。而长期的精神压力会导致失眠，和抑郁症的发生有一定关系。单纯的失眠导致抑郁的可能性很小，抑郁的发生与多种因素的共同作用有关。所以，失眠和抑郁相关，但关系不是直接因素，而是间接因素。

现在，关于睡眠和抑郁的关系有三种假说：①睡眠障碍是抑郁症的一个症状，也就是睡眠障碍是伴随抑郁症出现的一种现象，抑郁缓解后睡眠应该恢复到病前的基础水平。②情绪障碍是原发性睡眠障碍的一个附带症状。③睡眠障碍和抑郁症在病理生理学机制上有部分重叠。睡眠改变常出现在重性抑郁症发作之前，并持续到发作之后。睡眠剥夺治疗可以改善50%患者的心境，对双相情感障碍患者甚至可诱发躁狂发作。

美国罗切斯特大学睡眠及神经生理学研究实验室主任佩利，最近在第十九届联合专业睡眠学会年会上报告，失眠一直被视为抑郁的病征，但他们的研究显示，失眠其实会导致抑郁。他们公布两项研究结果，第一项研究中，在同样患有抑郁症的老年人当中，失眠的一群在一年后依然患有抑郁的机会，较未被失眠问题困扰的一群高17倍。另一项调查显示，即使失眠的长者未曾患过抑郁症，他们经历短暂抑郁期的机会也较没有失眠者高6倍。这种情况在女性和在晚上醒来多次的人身上尤其显著。报告者表示，虽然这项研究以长者为对象，但是结果亦适用于所有长期失眠的人（即出现失眠症状逾3个月）。佩利表示，如果失眠只持续数日，可不予理会，亦毋须为此而改变睡眠习惯，因为这样做只会适得其反。但如果失眠日数超过5日，情况便不容忽视，建议患者接受专门对付失眠的行为疗法。

害怕失眠导致抑郁的心理是对身体关注的表现，这是一种好现象，但过于担心就有可能加重心理压力。生活中要善于调节，缓解精神压力，改善睡眠质量，勤锻炼，用体育、娱乐等手段来转移自己的注意力，多与人交流，争取他人能帮助你。如果失眠严重，影响日常生活，必要的时候可以短期少量服用镇静催眠药物治疗来缓解失眠症状，更重要的是要注意心理合理调节。

睡眠小贴示

十大睡眠不足职业排行榜

越来越多的人开始失眠，他们就像广告里面说的：夜里睡不着，白天醒不了。有些人每天晚上都要依靠安眠药来入睡；还有些人，甚至连安眠药也无法帮助他。失眠到底是为什么呢？如果以无眠状态、焦虑指数、危险指数和缺睡指数来对各种职业的夜晚状态进行评定，谁是最睡不着的人？现代社会哪个职业最睡不着？是“早晨从中午开始”的作家，是24小时待机的记者，是星夜追踪的警察，还是又焦虑又亢奋的创意人？

一、作家

无眠状态：9　焦虑指数：9

危险指数：7　缺睡指数：8

大多数作家都是“夜行动物”，已逝作家路遥说：“我的早晨都是从中午开始的。”夜凉如水，一盏孤灯，文思如泉涌，作家们奋力地敲击着电脑键盘。作家们普遍认为白天市井的喧腾和杂乱容易使人心气浮躁，晚上较为安静有利于思考，更有利于他们将自已的才智发挥出来。

二、记者

无眠状态：8　焦虑指数：10

危险指数：6　缺睡指数：8

干记者的就是劳碌命，此话不假。若是遇上诸如赛事、电影节，那晚上就更不能休息，常常是半夜三更随时关注大洋彼岸的一举一动，白天又要及时整理得来的第一手消息，往往几宿下来熬得双眼通红胡楂飞长，仍要马不停蹄的工作。

三、演员

无眠状态：9　焦虑指数：9

危险指数：5　缺睡指数：9

对于演员来说朝九晚五的上班制简直就是天方夜谭，通常连续十几天为赶拍戏的进度，不仅要在夜晚赶拍“夜景”，在晚上补拍白天的戏份也常为之，所以睡不好觉是家常便饭。有时电视上女演员的脸白得像涂了一层白垩粉，那是为了遮盖熬夜冒出的痘痘和熊猫眼所致；裹着军大衣忙里偷闲呼呼大睡的演员们更是数不胜数，因为对于演员而言，赶拍戏时睡觉时间实在少得可怜。

四、警察

无眠状态：9　焦虑指数：8

危险指数：7　缺睡指数：6

如果看《PTU》，你会知道警察还有“机动部队”这样的名词，杜琪峰清晰解构了夜间执行巡逻任务的警察们在寻常的夜晚遇上的不寻常事件。总有些偷盗分子藉着夜色乘机作案，总有些酒后闹事大打出手的醉鬼，甚至有在暗巷试图兜售药丸给未成年人的不法之徒。如果碰上通缉大案，披星戴月是家常便饭。

五、设计师及创意人

无眠状态：9　焦虑指数：10

危险指数：2　缺睡指数：9

画设计图、构思创意是件费时费力的工作，数据、坐标还是操作，每个细节都不能出错。他们常常连夜奋笔作画，破晓时分倒头呼呼大睡，答曰：“灵感来了就不想停，干这一行的没什么时间观念。关键是想破头后，第二天早上往往就得去交提案。”

六、夜班出租车司机

无眠状态：9　焦虑指数：9

危险指数：6　缺睡指数：5

午夜仍旧孜孜不倦在运转的交通工作者也许只有出租车司机，一圈又一圈地寻找路边招手的夜归人士，饿了就吃路边摊。一夜下来觉得收获不少后才高兴交班回家。他们也时常抱怨吃得不好，生活规律紊乱，缺少性生活，但是谁都想能在晚上多跑几个单。

七、夜班护士

无眠状态：10　焦虑指数：6

危险指数：2　缺睡指数：2

从当年南丁格尔在深夜手持烛台巡视病房，照顾受伤士兵开始，值夜班就成了白衣天使们必不可少的职责。夜里的医院并不清闲，急诊室里经常坐满半夜突发恶疾还来不及换下睡衣的病人，妇产科则可能随时会有临盆的孕妇，儿科病房更是午夜监护的重阵地。按时叮嘱病人打针吃药，甚至是贴药瓶标签，浸泡酒精棉球，哄小病人入睡，每一项都必须细心到位。

八、巡夜保安

无眠状态：9　焦虑指数：2

危险指数：5　缺睡指数：4

巡夜保安与警察抱着相同目的但职责范围不同，一间岗哨、一件军大衣、一根铁棒，组成了巡夜保安的工作形象，他们必须负责从车辆防盗到驱赶野狗等各项小区内的夜间巡逻工作。他们看起来并没有警察那样威风，但是他们一样是在长时间紧张工作，一点也不能分心。

九、24 小时便利店店员

无眠状态：9　焦虑指数：2

危险指数：5　缺睡指数：3

曾玩过《开心便利店》的经营游戏，若想增加营业额就必须配备素质高服务态度好的员工值夜班，因为夜间客流量并不比白天少多少。此外，还要保证员工的不满情绪及时得到调整。不过现实中遇到的夜班店员经常哈欠连天，或者有些不情不愿，毕竟夜深人静的无聊气氛下是很容易让人有瞌睡冲动的。

十、全日医疗陪护

无眠状态：7　焦虑指数：3

危险指数：2　缺睡指数：5

医疗陪护起着代替家属在夜间照顾病人的作用，当家属没时间来陪夜时医疗陪护人员就成了香饽饽。他们不仅包了清理便盆、洗衣抹身的脏累活，还要保持24小时的警觉，病人有任何异常，都要及时察觉，通知护士、家属，让家属和病人都安心。

第三篇
对睡眠认识的十二大误区

正如很好地度过一天带来甜美的睡眠一样，充实的生命带来幸福的死亡。

——莱奥那多·达·芬奇

睡眠不都是闭上眼睛睡觉吗？怎么还分健康和不健康。很多人对如何健康睡眠没有理性的认识，并不拿失眠当回事；有些失眠人士认为失眠可以吃安眠药，或是自己的身体会渐渐适应失眠的状态。生活中对健康睡眠存在误区的人很多，怎样才能拥有健康睡眠，首先要意识到这些误区，并告诫自己不要被误区引导。

误区一：失眠是小事，不必大惊小怪

爱立信公司中国有限公司总裁，2004年4月8日晚猝死在健身房的跑步机上。医生分析是由于经常失眠造成免疫力下降，引发了多种疾病，失眠正是造成其英年早逝的元凶。

某社保局局长，2005年2月26日在会议室突然昏倒。他这一倒下，就再没有醒过来……年仅51岁。医生在死亡诊断书上写的是“猝死”。据诊断，社保局局长的死因是由于长期睡眠不足、劳累过度而导致的突发心肌梗死。

据《光明日报》报道，我国知识分子平均寿命为58岁，低于全国平均寿命10岁左右。过度劳累、缺少睡眠、积劳成疾，是造成他们英年早逝的罪魁祸首。

近几年，我国失眠人数基本是在大幅度上升，因失眠引发多种疾病而导致死亡的消息更是频频见诸各大媒体，活生生的事例让我们深感震惊！

有句话说得好：“前三十年用健康换钱，后三十年用钱买健康！”这绝对是放之四海而皆准的真理。随着社会的高速发展以及现代人所面对的各种压力，失眠人群的数量急剧上升。据权威资料显示，失眠人有一定的群体性，主要集中在政府机关领导干部、企事业单位核心骨干、民营企业家、教师、老人等人群当中。而30岁左右的人，由于肩负的家庭、事业、生活负担过重，更是失眠患者的“重灾区”。长期失眠使得很多人的身体一直处于亚健康状态，由于对健康的长期透支，免疫力下降，很多疾病就开始找上了身，严重的直接导致死亡。每年因为失眠引发多种疾病而导致死亡的人年龄集中在30~55岁，占死亡总数的15.3%。正是因为存在这样的社会现状，国际卫生组织将每年的3月21日定为“世界睡眠日”，就是想引起人们对睡眠的高度重视。

失眠对很多人来说都不陌生，在我们生活的周围失眠的人一抓一把。长期失眠容易引起溃疡病、高血压、冠心病、糖尿病、精神分裂等合并症，同时还会导致注意力不集中，学习和工作效率降低，正是因为这样，才会使得工业性损伤和车祸等人为事故的发生率逐年攀高。同时，失眠还会加速衰老且速度是正常人的2.53倍。

当上班族逐渐成为失眠青睐的对象的时候，更令人不安的结果出现了：93.97%的白领出现睡眠问题，竟然没有采取任何防治措施！不少人认为睡不好的人太多，看也看不好，于是一直没有就医；还有些人根本不把失眠当回事，即使去看医生，也不说是睡眠方面出了问题；还有那些饱受失眠折磨的人要么选择买些安定类的药物帮助睡眠，要么就是选择默默承受，觉得自己可以挺过去……在他们的观念里，觉得失眠就是一种再平常不过的疾病，隔壁邻居哪个不失眠？为什么偏自己小题大做？还有一种观念就是失眠了这么长时间，除了头昏脑涨也没出现其他的症状，过个一年半载再治也没什么了不起。这样一拖就是很多年。殊不知这样在很大程度上增加了治疗的难度。

这主要是人们对睡眠认识不够。尽管人人都知道不喝水会死，但是不睡觉会死的道理不见得人人都重视，觉得自己年轻身体好，就是熬点夜也能弥补回来。

另外，就是有部分人到医院治失眠却不知道去哪个科，这是造成就医者少的另一原因。现在在美国有900多家睡眠专科医院，2 300多家睡眠门诊中心。而在我国，睡眠专科医院、专科门诊几乎没有，多附属于医院的神经内科或心理咨询门诊。

睡眠不好的原因很多，可能是身体上的疾病，也可能是心理上的疾病。如果只存在睡眠问题，可以去神经内科或心理门诊就医；如果除了失眠还觉得身体不舒服，就应该到相应门诊向医生说明自己的睡眠问题，以便医生治疗。

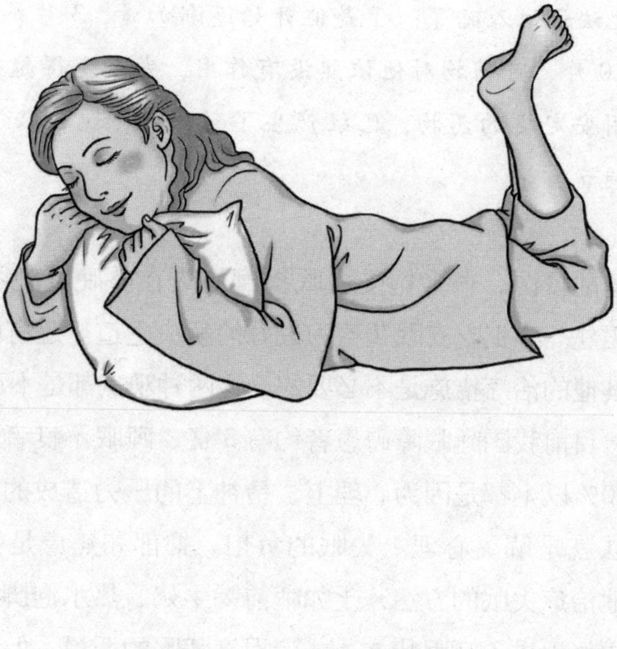

误区二：安眠药就能治失眠

40 多岁的男性失眠患者王建失眠已经两年多了，最严重的时候失眠竟然长达两周，但他最初根本没去看医生，而是自己买了些安定类的药物。刚开始的时候，王建吃一两片药就能安稳地睡一宿。见有这样的疗效，只要睡不着觉他就马上吃药。就这样，吃药的次数越来越频繁，不久一两片药的剂量就无法让他入睡了。于是他开始逐渐加量，3 片、5 片……最后甚至加到了 10 片，可药物对他依然没有作用，失眠变得越来越严重。因为他长期服用安定类的药物，已经产生了耐药性，现在只能帮他找找病因，再慢慢调节。

所谓病急乱投医，很多饱受失眠折磨的人在整晚整晚不合眼的情况下，也会像王建一样把吃安眠药奉为最好的解决之道。还有的人只相信安眠药，觉得其他的治疗措施是不必要的，这两种观点都是不正确的。

据统计，目前我国睡眠障碍患者约有 3 亿，睡眠不良者高达 5 亿。失眠的原因，80% 以上都是因为心理上、精神上的压力造成的。所以治疗失眠的主要方法就是解决心理上失眠的负担。抑郁和焦虑是失眠的重要原因。对于其他治疗失眠的方法，比如睡前喝牛奶、热水泡脚等等，这些都能辅助人体更好地进入睡眠状态，或者提高睡眠的质量。但是如果是由于精神压力造成的失眠，就只有排除自身压力，才是正确的方法。

而安眠药是一种能对大脑皮层和中枢神经起抑制作用，少量服用可引起睡眠，过量则可导致中毒的镇静型药物。那些睡眠质量确实很差的人和患有慢性失眠的人，可以用点安眠药。安眠药是治疗失眠的主要手段，但治疗失眠不能只靠药物。不能盲目拒绝服用安眠药，也不能忽视其他辅助治疗手段。医学界大多认为，安眠药只宜短期使用，长期服用则易产生依赖性，滥用更有害无益。

而且现在睡眠问题多是由于焦虑和抑郁，还有心理压力过大等引起的，靠吃安眠药是不能解决问题的。另外有一部分保健品如灵芝片，它的有效成分是灵芝草，灵芝草本身有镇定作用，可以起到辅助睡眠的效果。还有如柏子仁和酸枣仁等，含这些成分的保健药品在一定意义上是可以辅助睡眠的。但在选择保健品的时候一定要谨慎。

几乎所有的安眠药，在长期连续使用后，都可能产生副作用。安眠药会使人注意力和反应能力下降，偶尔会有呼吸抑制；服药次日精神不振，身体乏力；长期服用影响记忆力；与其他药物联用可能对身体有害；某些疾病患者服用会有危险性，如哮喘患者。

几乎所有的安眠药，在长期连续使用后，都可能产生耐药性。

几乎所有的安眠药，在长期连续使用后，都可能产生戒断症状。戒断症状是指使用安眠药达到一定剂量和一段时间后，因突然停药所产生的精

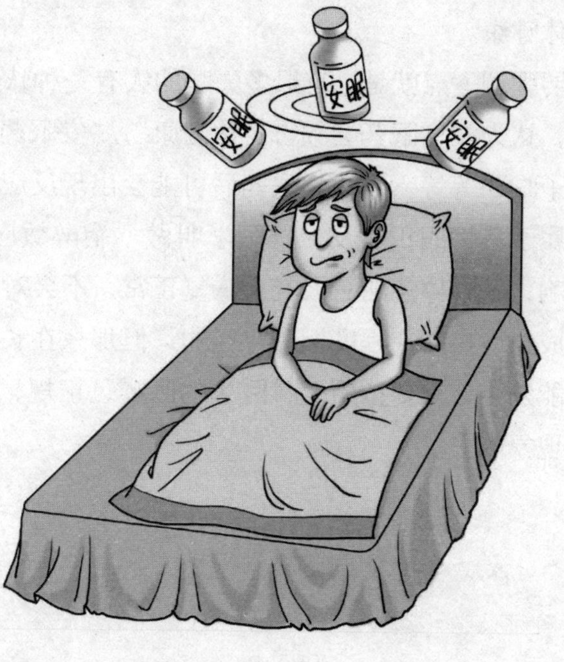

神和躯体方面的症状，包括容易情绪激动、肢体震颤、出汗不止、心跳加快、失眠突然加剧等。长时间使用安眠药还会产生依赖性。最常见的依赖形式是担心一旦停止服药是否还会睡不着，因此产生恐惧和不安，而很难把安眠药停下来。这样久而久之，就会陷入恶性循环。

几乎所有的安眠药，在长期连续使用后，都可能加重人体原有的其他疾病。因为安眠药不仅能对中枢神经系统产生抑制作用，也能对周围神经产生抑制作用，并降低人体各脏器的功能。老年病人用药之后，可能会出现意识模糊。肝肾功能减退者，不能使用巴比妥类药。哺乳期妇女及孕妇也不要使用安眠药，因为会影响到儿童的大脑神经发育。

据了解，安眠药在我国是处方药，药店不能销售。我们认为，应像戒烟一样，在医院里贴出这样的提示：安眠药有害健康。在一些精神疾病的专科医院，有专门治疗失眠的“假”药，看上去和普通安眠药没有区别，其实只是由淀粉制成的。专家认为，这是专门为那些患有“失眠恐惧症”的患者准备的，是精神医学的一种治疗方式。而很多自称是“失眠症”的患者，就是被这些安慰剂治好的。依赖安眠药治疗失眠，肯定是不正确的，会损害人体健康。

但在这里要强调一点就是，有很多失眠的人有一种认知就是坚决不能服用安眠药物，认为“安眠药会损害身体健康”，“安眠药会成瘾，一旦开始吃就得一辈子吃”等等。服用安眠药后可能会出现反应慢、步态不稳等现象，但这都属于药物的正常反应，医学叫做“宿醉效应”。它对人体不会造成严重影响，只要停药两三天就会恢复正常，不会对大脑产生持久影响。安眠药的成瘾性在一定程度上是存在的，但那只在长期、大量服用的情况下才有可能发生，只要按照专科医生的医嘱，正规、系统地服用，是不会出现成瘾现象的。

误区三：睡不着才是失眠

杨蕾最近每天很晚才睡，早上早早就起床了，每天睡眠时间不到六个小时。她觉得身体还吃得消，白天也并不困，于是就不当回事。杨蕾的儿子得知后，带她到医院里进行了检查，医生认定她是失眠，并且还有其他疾病。医生对杨蕾母子说："失眠有多种表现形式，并不是睡不着觉才是失眠。"

在人们头脑中，失眠就是睡不着觉。其实这只是字面上的理解，从医学的角度来说，失眠被称为睡眠障碍，主要是由各种压力引起的。随着生活节奏的加快，人们会因为学习、工作、感情，以及突然受到刺激等多方面带来的压力而出现睡眠障碍。

不少人因为心眼小、不豁达，再加上遇事精神紧张、老爱琢磨，经常会夜不能寐，翻来覆去睡不着，这种表现是最常见的失眠。但失眠可不只是睡不着这么简单，如果睡觉时频繁从噩梦中惊醒，感觉整夜都在做噩梦；睡的时间特别少，特别是晚睡早起；入睡非常困难，必须借助安眠药才能勉强入睡；或是睡醒后昏昏沉沉不解乏等，这些症状都是失眠。

正是因为这样，不能单纯地把睡不着当成是失眠的症状，失眠还有其他很多症状，不能不重视其他症状，以免使失眠越来越严重。

误区四：睡眠不好会得精神病

刘真是个性格内向的人，他前年因为家庭琐事和妻子闹矛盾，心情很抑郁，总是失眠。这种情况持续一年多，刘真的精神越来越不好，什么事情都记不住，但是他认为失眠不是大事，没有及时到医院去治疗。前不久刘真因为病情严重，精神失常了。

失眠的影响是很大的。首先影响的是注意力、专注力、精细操作能力、高智力思考及记忆力，学习效率及创造性思考力也会显著减退。而当睡眠严重不足时，还有可能诱发精神错乱或导致心情抑郁。

失眠发展到一定程度才可能导致精神疾病，普通的失眠只会使人精神状态不佳，不会让人精神失常。经常会见到这样的患者，因为种种原因几天休息不好，就认为自己已经患上了精神病，从而造成严重的心理负担。这种说法是很不科学的，很多病都会伴有失眠的问题，但普通的失眠症是不会变成精神病的。因为失眠也是一些精神疾病的伴随症状，所以当出现失眠症状时，也要注意是否还有其他的一些与往常不一样的表现，如反常、闷闷不乐等，此时应找专科大夫就诊。

误区五：人体会逐渐适应长期缺觉状态

小金应聘到一家地产公司工作，他刚到公司一个月几乎每天都在加班，每天披星戴月回家，早上又要准时到公司打卡，晚上只有六个小时左右的休息时间。一个月下来小金瘦了很多，人也憔悴了很多。公司的“前辈”对他说：“不要担心，再过段时间你就会适应了，你的身体也会越来越适宜这种缺觉的状态。”

美国的研究人员对人体睡眠进行了研究，研究人员对 48 人进行了对比实验，他们将这些人分成 4 组，在两周的时间里让其中 3 组人每天分别睡 4 个小时、6 个小时和 8 个小时，另外一组连续 3 天不睡觉。为精确起见，研究人员在两周内对参与实验者进行了严格监控，以保证他们在规定的睡眠时间外没有打盹儿和服用咖啡因等使大脑兴奋的东西。在实验期间，研究人员每天对这 4 组人定期进行生理测试，并让他们描述自己的疲劳程度。测试结果表明，每日睡眠不足 8 小时的人大脑反应相对较慢，思维不清晰，只能完成一些简单的记忆性测试。在一些测试中，他们的表现与连续两天没睡觉的人相差无几。

该研究结果表明，连续多晚睡眠不足 8 小时的人，大脑反应受到的影响相当于连续两晚不睡。很多上班族经常熬夜或者在节假日的时候通宵，他们的观点就是开始的时候身体可能会不适应这样的熬夜和通宵，但是时间长了自然就可以适应了。但是根据研究结果，这些人的说法是不正确的，每一个人应当调节自己的睡眠，尽量满足科学的睡眠时间。

误区六：裸睡不文明

方明28岁，结婚才两年的她是一家公司的质量检验员，每天要负责15个项目产品的检验，工作量非常大。工作上的压力使得方明的睡眠质量变得很差，她想尽办法提高自己的睡眠。有一天，方明看到杂志上说裸睡可以提高睡眠质量，于是想试着裸睡。但是她又想到裸睡不太文明，别让自己的那一半认为自己是个不务正业的女人，于是放弃了裸睡。

裸睡是一种很健康的睡眠方式。首先，裸睡有种无拘无束的自由快感，它会让皮肤有一种通透的感觉，能有效促进新陈代谢，加强皮脂腺和汗腺的分泌，有利于皮脂排泄和再生。其次，裸睡对治疗紧张性疾病的疗效极高，特别是腹部内脏神经系统方面的紧张状态容易被消除，还能促进血液循环，使慢性便秘、慢性腹泻以及腰痛、头痛等疾病得到很大程度的改善。因此，也就对失眠具有一定的安抚作用。再次，裸睡不但使人感到温暖和舒适，还会减轻妇科常见的腰痛及生理性月经痛，那些因手脚冰凉而久久不能入睡的妇女，采取裸睡方式后，也能较往常更快地入睡了。

裸睡并不是一种不文明的睡眠方式，对于那些习惯穿着内衣裤睡觉的人来说，现在你要大胆尝试裸睡了。裸睡可以使血液循环达到完全放松，使肢体更舒适；能避免霉菌孳生；调节神经压力，消除疲劳，放松肌肉的紧绷。这样，心情也就放松了，睡觉也就容易了。

但需要注意的一点是，裸睡应该权衡利弊，不能一概而论。比如说，那些有特异性体质的人最好别裸睡。因为裸睡时皮肤直接暴露在环境中，灰尘和虫螨会引起皮肤过敏和哮喘的发生。那些由于神经病变引起失眠的患者，只有正确及时地治疗原发病因才能对睡眠有所帮助，试图通过“裸睡”方式治疗失眠，效果也不太显著。

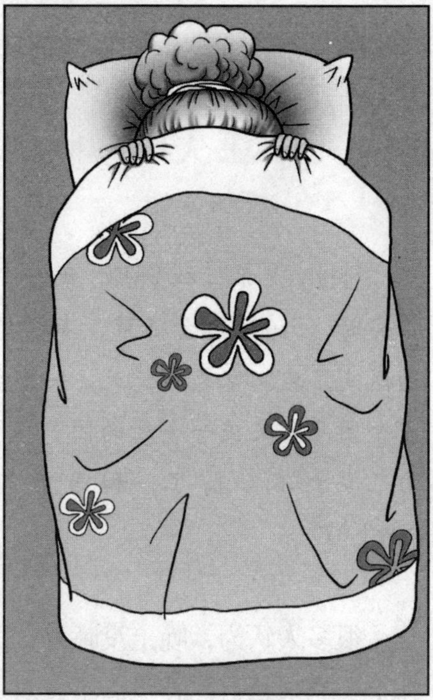

裸睡也不是简单地脱掉内衣上床睡觉就可以了，同时还要注意睡眠的环境：别在集体生活或与小孩同床共室时采取裸睡，最好有一个相对隐秘、独立的环境，窗帘要厚实，以避免被人窥视；上床睡觉前一定要洗澡，喷洒点淡幽的香水，要清洗外阴和肛门；裸睡时一定要注意保暖，调节卧室的温度和湿度，避免受凉和出汗；床褥要干净、蓬松，经常清洗并接受阳光曝晒；夫妻间最好分床裸睡，尽量避免视觉诱惑，导致频繁的性冲动和情不自禁的做爱。

误区七：丢失的睡眠能找回来

Sandy是旅行社导游，她一般都是带欧美国家的旅行团。每一次有新任务时，Sandy都会很累，不睡觉是经常的事，她常常对自己说等把这个团送走了我回家大睡三天，一定要把这几天的觉给补回来。有时候她送完一个团马上又接一个新的团，根本就没有时间补觉。几年下来Sandy的精力已经大不如前了，和同学们一起聚会时她发现自己明显比她们“老”了。

很多人认为，晚上没睡好，早上可以再多赖会儿床，白天抽空还可以睡上一觉来给自己补觉。不过对于这些做法专家并不认可，专家认为晚上没睡好，白天也要像往常一样，该干什么干什么，等到晚上再睡觉。否则

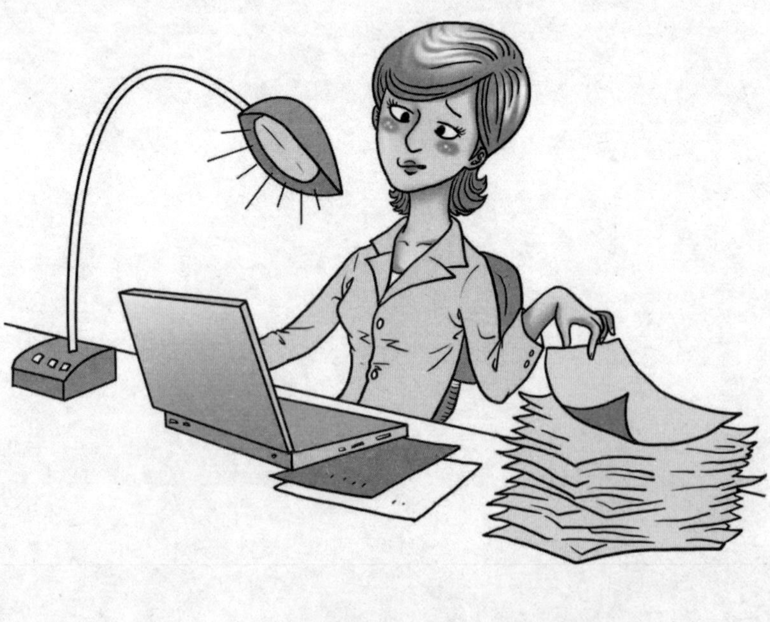

白天把觉补了，到了晚上该睡觉的时间就又不困了，又睡不着了。这样一天天就会形成恶性循环，从而加重失眠问题。

睡眠障碍并非人人存在，但睡眠不足却几乎是现代人或多或少存在的问题，这已成为现代人的文明病，尤其是白领一族，常常不把睡眠当作一回事。表面上，少睡了3个小时似乎多了3小时的工作时间，但却没有注意到由此降低的工作效率和少睡带来的伤害。加拿大一位睡眠专家指出，当人们面临巨大的生存压力时，睡眠往往首先被牺牲。

而对于熬夜，更是很多上班族习以为常的生活方式。熬夜是美丽的大敌，熬夜带给人的不仅是憔悴的脸色，还有对健康的摧残。尤其是在职场打拼的白领，今晚如果不通宵赶完一个报告，明天就不可能容光满面地出席重要会议。

由于工作需要，熬夜已经成为现代人生活方式的一部分。但是从健康的角度讲，熬夜还是害处多多。长期熬夜会慢慢出现失眠、健忘、易怒、焦虑不安等神经、精神症状。

很多人往往是凌晨三四点上床睡觉，然后是睡到中午甚至下午才起床。觉得自己睡够了，可仍然疲劳。因为这样补觉是没有质量的，起来后还是会觉得没睡醒。对于连续夜班工作的人来说，应当减少上午补充睡眠的时间，适当增加下午睡眠时间，一般下午的睡眠时间不要超过3个小时。

在不得不熬夜时，事先、事后做好一些十分必要的准备和保护，至少可以把熬夜对身体的损害降到最低。熬夜时，大脑需氧量会增大，应该让室内保持空气通畅，并有一定湿度，可以不时做个深呼吸；以睡补睡，若时间允许，中午一定要小睡一下，午休半小时可抵晚间睡眠一个小时。睡醒后，如果觉得头部发紧，可以帮自己做个头部按摩：用两手的指尖从前至后、从上至下轻叩头部40次，这样能促使头部血液畅通，有利于紧张的头脑松弛下来。打羽毛球、乒乓球等适当的户外体育锻炼也会有所帮助。

熬夜会使人的肠胃循环变差，所以不能吃太饱，并以清淡为主。有三类食物比较适合熬夜人群：维生素 B 类，如胡萝卜，能帮助保护脑细胞，迅速恢复精神和体力；维生素 C，有利于皮肤恢复弹性和光泽，防止黑眼圈出现；绿茶素，可以消除体内多余的自由基，帮助脂肪代谢，胃肠不好和睡眠不好的人可改喝枸杞泡的热茶或菊花茶。

在熬夜时除了要补充碳水化合物以外，最好做一做健身操，以提神健体。做熬夜健身操，要善用动静平衡的功夫，动以增神，静以调神。下面介绍一套提神操，可在熬夜时及熬夜后操练，效果很好。

金猴洗脸，闭眼调神。冷水洗脸，当毛巾或手敷住脸部时，自我放松，调整呼吸，使大脑处在空白状态，同时轻轻按摩几下脸部。

一柱擎天，运气使力。取站姿或躺姿，双脚并拢、双手合掌向头上尽量伸直，使身体成一直线。再以腰部和肩部及整条脊椎为轴，向各种方向扭动身体。这种方法也像伸长懒腰，使全身肌肉收缩再放松，有助血液循环和精神放松。

仰天扩胸，缩身吐息。双手弯起、握拳做扩胸状，仰天吸气，可以随气息的呼吸发出声音，舒解压力。

花步跳跃，打拳出气。这种方法既可锻炼身体又可发泄身心压力。双手弯起微微握拳，身体和下肢微弯，右手出拳，打向左边。约 20 下后，换成左手出拳，打向右边。这样可做全身性的肢体律动，拳打完了，身心也舒畅多了。

最后要说的是，熬夜前千万要记得卸妆，或是先把脸洗干净，以免厚厚的粉层或油渍使得脸部长出痘痘。熬夜之后，最好的保护措施自然是“把失去的睡眠补回来”。如果做不到，午间的 10 分钟小睡也是十分有用的。此外，打打羽毛球，多去户外走动，有助于你的身体健康和精神愉快，也是摆脱熬夜后委靡状态的好办法。

误区八：多梦就是没睡好觉

陈娟有一段时间精神状态不好，白天总是呵欠连天，她说晚上老是做梦，没有睡好觉。陈娟说她晚上会做不同的梦：一会儿是开车带着家人出去玩路上却出车祸了；一会儿是上街购物遇到小偷了；一会儿是在大学里看书，找来找去却找不到座位。虽然陈娟每天早上起床没有不好的反应，但是她总觉得自己没有睡好觉，应当去找医生做些治疗。

经常听到有人说，自己晚上睡觉尽做梦了，都没怎么睡觉。其实，以为多梦是一种病症，这是一个常见的认识误区。事实上人不做梦才叫不正常呢，因为人在每天晚上睡觉的时候都会做梦，只是有些人记不得了。做梦感觉没睡好不等于真的没睡好。而且，每天晚上有百分之二十到三十的睡觉时间都是在做梦，其实这样对大脑是有好处的。如果想减少做梦的频率，可以在晚上入睡前少想东想西的，这样不至于整晚都在做类似的梦。

认为多梦就是睡眠不好的人可能存在以下原因：如睡眠知识及睡眠与梦感的关系所知甚少；与人的情绪状态有关；对自己的健康过分关心，对梦感过分关注，导致梦感增强，反过来又加重对健康的担心，对失眠的恐惧，以致形成恶性循环；在睡眠中期和后期觉醒有可能回忆起梦的内容；个体功能状态差异，不同个体的梦感不同，甚至同一个体在不同时期、不同功能状态，梦感也不尽相同，所以，有的人会感觉一段时间梦多，而另一段时间梦少。

部分人虽然没有明显失眠，但是做梦后白天就感到有气无力，其实这是因心理因素所致。做梦者总是把梦中的内容和自己不愉快的事情联系在一起。做梦本身对人及睡眠都有一定的益处，如果一个人夜夜惊梦不得安眠，白天有明显嗜睡，影响正常的工作和生活，则应找医生看看，寻找原因并进行治疗。

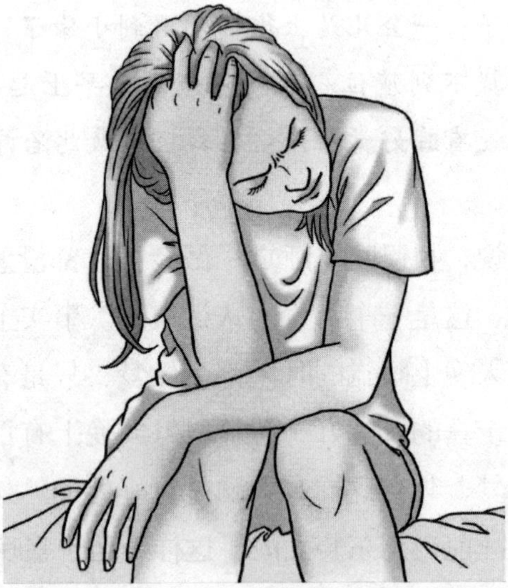

误区九：周末补觉能补回睡眠

林梅每个星期六都要睡懒觉，她戏称："我的早上从中午开始。"妈妈也很体谅林梅，说："小梅每天工作都很累，从来没有正点下班过，周末休息的时候她想多睡一会儿就多睡一会儿，我们从来不打扰她。"

很多人在工作日加班后，会选择双休日狂睡，以为这样就可以把工作期间丢失的睡眠找回来，但这样做却是有害无益的。现代白领族长期处于"睡眠负债"的状况下，却并不在意。你以为每天只睡个五小时、六小时，到周末再睡个十小时就可以补回来了吗？渴望夜夜酣然入睡的你，太需要进行睡眠误区大扫雷了！

生活节奏加快，工作强度大、压力大等原因造成人们平时睡眠不足，于是，周末"补觉"成为许多人每周的"保留节目"——不睡到中午不起床。这种现象如今越来越多地出现在上班族中。周末"补觉"的方法真的有效吗？补觉并不一定就能帮助上班族恢复充沛的精力，如果睡觉时间过长，身体组织长期僵持不动，反而会引起腰酸背痛、全身乏力。所以，睡眠重在平时，周末补觉可能无济于事。

补觉确实能在一定程度上缓解因睡眠不足带来的问题。但怎么补才能见效，还是有些讲究的。一般人的理想睡眠时间是 8 小时，睡到自然醒，且醒来神清气爽，就证明睡眠充足、质量良好。但对很多人来说，平时工作忙、应酬多，每天恐怕只能睡上 6 个小时左右，这时，就必须要补一补了。否则，烦躁不安、情绪不稳、注意力不集中，甚至皮肤老化、免疫力降低等问题就会接踵而来。

通常补觉有两种方法：中午补和周末补。午饭后，小睡15到30分钟，就可以很好地补充睡眠，质量好于晚上多睡1个小时。周末补觉则不能太多，每晚睡眠时间掌握在10个小时以内，且最好是在晚上12点之前到第二天10点前，保证睡觉时精神完全放松。补觉是万不得已的做法，不如平时注意养成良好习惯，建立一套准备就寝的程序，保持良好的心态。

周末补觉除了不会起到补充睡眠的作用外，还有可能带来很大的副作用。最近发表的一份科学报告称，如果长时间缺觉，企图用接下来的时间来弥补，不仅根本起不到作用，反而对身体和心理上都会造成一定的损害。最为确凿的证据就是，经常性的熬夜增加了患心脏病、肥胖症、抑郁症等疾病的风险，而且还使人变得反应迟钝。

很多上班族平时工作很忙，趁着周末时间赶紧补觉，每天蒙头大睡十几个小时，但是总觉得还没睡够。回到公司上班后却出现不同程度的“犯困”，甚至是身体上的不良反应。补觉也要遵循生物钟，当下很多白领都有“周末狂睡症候群”，这些人往往在平时的工作中得不到充足的睡眠，非常疲惫且每日精神恍惚，这样的状态会连续几周，几周之后再死死地睡上一个长觉。

每晚少于7小时的睡眠可能破坏人的生物钟，会在很大程度上影响消化力和激素水平。生物钟需要理想的运转方式，当睡眠不规则时，人的整个身体就会进入一种无规则的状态之中，食欲低下、恶心，变得很抑郁，或是无法集中精力等，这些都是“周末狂睡症候群”的症状之一。

平时工作时间紧张、工作压力大、睡眠不足的白领人群，最好在熬夜后的12小时补足睡眠，也就是在第二天多睡上一到两个小时的觉，如果可能，中午再睡上半个小时的午觉。专家提醒，一定不要一整天在床上处于昏睡状态，15个小时以上的睡眠也会导致生物钟的紊乱，还可能让人难以入眠。

无论前一天你多晚睡觉，第二点早上你必须按时起床；不管你昨天晚上睡得多香，一般人睡七八个小时就足够了；如果你赖床，第二天必定失眠，原因很简单，睡多了嘛。但话又说回来，如果你提前醒了也不要起床，熬也要熬到时间到了再起。总之一切要按照既定的时间点做，这样你才有可能把自己的生物钟调整过来，也就是说你要设定一个合理的作息时间，并且坚决执行！你能否睡好觉的关键不在于别人，而在于你自己是否肯努力。

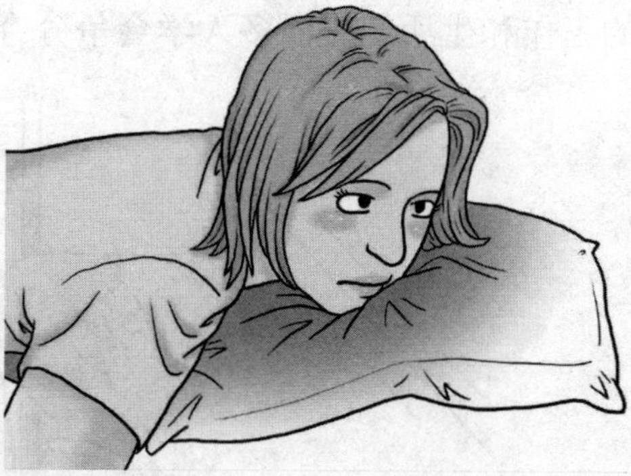

误区十：公交车上可以补觉

李文每天坐地铁上下班，她看到很多人都趁坐铁的机会闭目养神，有好几次她还听到了鼾声。李文刚开始不太适应在公共车辆上睡觉，但是后来她工作越来越忙，她也和别人一样在地铁里补觉了。李文在起点站上车，她闭目养神近一个小时就到公司旁边的地铁站了。

时下，快节奏的工作和生活使得很多人学会争分夺秒地利用时间，在

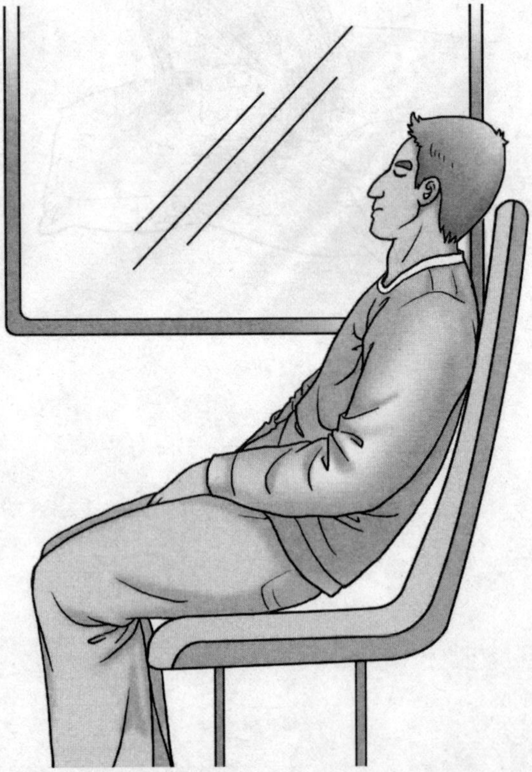

上班路上补觉就是其中之一。

早晨上班时，我们在公交车上经常能看到打瞌睡的人，或坐或站，他们认为坐车打瞌睡既可以赶路，又可以补觉，可谓一举两得。然而，有关专家提醒，这种“见缝插针”式的休息不但容易受风受寒引起感冒或肌肉痉挛，还会给健康埋下不少隐患。

第一，在车上小睡，脖子容易歪向一边，造成一侧的颈部肌肉疲劳，引发“落枕”。当睡眠高度不适，或是遇到公交车颠簸晃动时，还容易引起颈椎小关节错位，压迫周边的神经、血管，引起颈椎病。

第二，在公交车上睡觉时，因车窗敞开或车门开关频繁，温差变化较大，再加上人体进入睡眠状态后机体生理功能下降，抵御外邪的能力不足，一不小心就容易受风受寒造成感冒头疼等不适。而且，风寒还会侵入人体影响局部血液循环，出现肌肉僵直、痉挛、疼痛等，导致该神经组织缺血水肿以致面瘫。

第三，人在清醒的时候都具有一种比较强的自我保护意识，可是一旦瞌睡起来，这种自我保护意识就会被抑制。汽车在紧急刹车或快速转弯时，瞌睡中的乘客会延续睡眠的惯性而很有可能受到伤害。

专家指出，上班路上补觉不可取，但是，困了就想睡是人体的自然需求。如果实在是眼皮打架睁不开眼，在安全的前提下，在公交车上小睡片刻也未尝不可。而要想从根本上防止坐车打瞌睡，最重要的是每天保证充足的睡眠。

误区十一：开灯睡觉有助睡眠

玲玲离开家人到南方工作，从未离开过家的她一个人住非常害怕。刚到工作单位玲玲特别喜欢上班，因为白天可以和同事们在一起，晚上她一个人住在宿舍里就胆小了，看哪里都觉得吓人，晚上基本上睡不了多长时间。玲玲的妈妈告诉她："要是晚上害怕就开灯睡觉，开着灯睡觉还有助于睡眠呢！"

要睡得舒适安稳，应创造有利于睡眠的必要条件和环境，这包括无光线干扰、吃得不过饱、室内不冷不热、空气清新等。

有些失眠的人喜欢开着灯睡觉，觉得睡着才安全；有的则因睡前开灯看书，人睡着了灯还亮着。开灯睡觉不仅是一种能源浪费，而且影响睡眠质量，对健康大为不利。人体生物节律，包括生物钟是人类在适应环境过程中自然形成的，天黑睡觉是人类的生活常规。如果破坏这常规，夜间开灯睡觉，或在强烈的阳光下睡觉，就会使人体产生一种"光压力"，会影响人体正常代谢功能，包括正常的体内生理生化反应，甚至使人体的心跳、脉搏、血压异常，导致疾病发生。

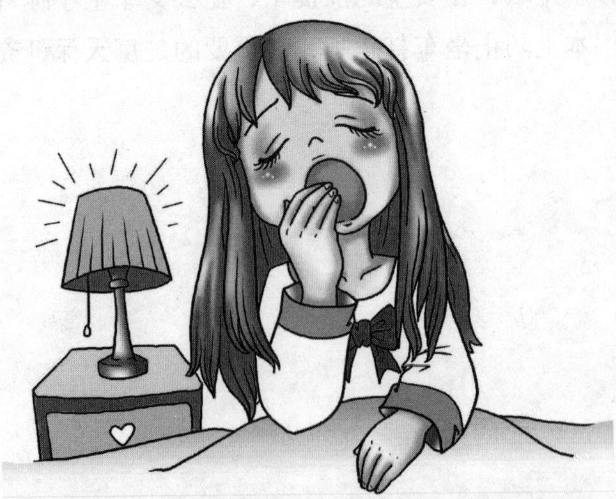

开灯睡眠是一种不好的习惯，其病理实质

就是对黑暗的恐怖。这种对黑暗的恐怖大多是从幼年期开始的。因为在孩童期间，经常会听一些有关鬼神的故事。而这类故事的背景、内容及人物的出现，又常常是在晚间或平常人所看不到的黑暗中，以显示生动性和神秘性。久而久之，他们便将对妖魔鬼怪的恐惧与黑暗连在一起，形成了对灯光的依赖，导致不敢关灯睡觉。这是开灯睡眠的一个主要原因。

最近，医学科研人员研究证实，入睡时开灯将抑制人体中一种叫褪黑激素的物质分泌，使人体免疫功能降低。当夜间进入睡眠状态时，人的大脑会分泌出褪黑色素，这种色素在深夜 11 点至次日凌晨分泌最为旺盛，天亮之后便会停止。褪黑色素的分泌可以抑制人体交感神经的兴奋性，使血压下降，心跳速度减慢，心脏得到休息，增强机体的免疫力，消除疲劳，甚至还可以起到杀死癌细胞的作用。

因此医学家警告，开灯睡觉不但影响人体免疫力，而且容易患癌症。

以下两种方法可以矫正开灯睡眠的坏习惯：

1. 认知领悟疗法。对患者进行辩证唯物主义和无神论的教育，说明鬼怪在世间并不存在，对鬼怪的惧怕而产生的对黑暗的恐惧实际是一种幼年时期的幼稚情绪反映。

2. 系统脱敏疗法。根据患者对黑暗的恐惧程度，建立一个恐怖等级表，然后按照从轻到重的顺序，依次进行系统脱敏训练，不断强化，直到能关灯睡眠为止。例如，如果一个人不敢关灯睡觉，可以先由数人一起关灯谈话，然后到数人一起关灯静坐，再到两人一起关灯睡觉，再到一人关灯静坐……最后一人关灯睡觉。

误区十二：坐姿不影响睡眠

田梦每天的工作就是面对电脑整理数据。由于工作强度大，田梦每天坐在那里都很少动，并且她有一个不好的习惯，就是身体总是向前倾斜。前段时间田梦有些失眠，每天睡觉都很少。她先生提醒她如果不改掉不良的坐姿，失眠就得不到改善。田梦认为睡眠不好与自己白天的坐姿没关系，觉得过段时间工作不太紧张了，睡眠就会好的。

除了睡眠姿势会影响睡眠外，坐姿和睡眠关系也很大。

最近的一项调查发现，每五个失眠者中就有一个人存在肩背疼痛的情况，而且女性较男性更容易出现这种状况。

专家指出：许多办公族在日常生活中都有坐姿不当的问题，从而造成肩背部肌肉劳损，结果产生肩背疼痛或僵硬等不适症状，躺下睡觉时身体也不能放松，从而影响了自身睡眠问题。

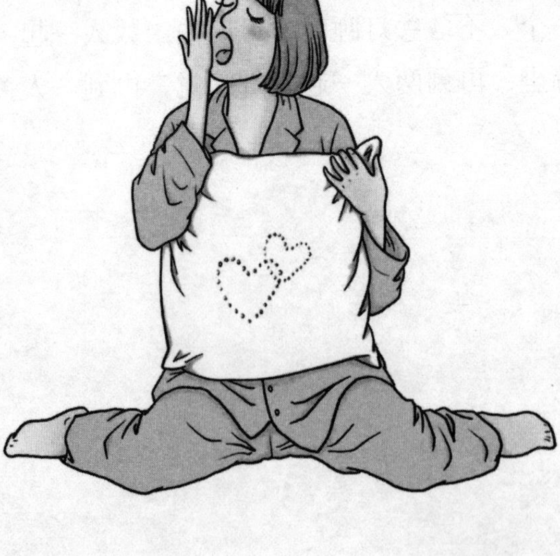

从这个意义上说，这类人群如果要解决失眠问题，就需要从改善坐姿开始。专家介绍，正确的坐姿应该是背部和椅面之间呈 120° ~ 130° 的角，而大部分办公族根本做不到这一点。特别是女性，坐着坐着就容易懒懒地“畏缩”在椅子里，可是她们却不知这样的坐姿特别不利于健康。

当然，这也不需要大家天天拿个三角板量自己的坐姿是否达标。在这方面专家们有测量的标准，在你的背部和椅背之间垫一个垫子，不必对这个垫子的大小太过苛求，只要感觉到它能把你的腰拱起来，那基本上就是正确的坐姿了。

纠正坐姿的常见办法有四种：一是在日常生活中调整正确的坐姿，避免颈肩肌肉过度紧张；二是选择合适的枕头，多数情况下，低枕可能更好，枕芯最好选比较硬的；三是入睡前做些简单的热敷，有条件的话可以泡个热水澡；四是做一些简单的肌肉锻炼，如双手交叉在脑后，然后头部轻轻向后顶双手，持续二三十秒。不要太用力，做完后肌肉有轻度的酸胀感就可以了。

另外，这里有坐姿三要诀，可以尝试一下。一是调整电脑显示器的高度，视线应与显示器上缘齐平；二是使用鼠标和键盘时，调整桌面和椅面的高度及距离，使肘部、腕部都得到有效支撑；三是在腰后面加个小靠垫，把腰拱起来。

上班的同志们可以试一试这个方法，也许会对你的失眠大有帮助呢！

睡眠小贴示

十种助眠蔬菜

一、莴苣

莴苣性凉，味苦，具有利五脏、通经脉、开胸膈、利气、坚筋骨、白牙齿、明耳目、通乳汁、利小便等功效。凡胸膈烦热，咳嗽痰多，小便不利，以及尿血者都适宜食用。现代研究表明，莴苣的乳状浆液味道清新，稍带苦味，具有安神镇静作用，且没有毒性，最适宜失眠者。使用时，把莴苣带皮切片煮熟喝汤，特别是睡前服用，更具有助眠功效。

二、鲜藕

鲜藕味甘，无毒，生则性寒，具有消淤清热、生津解渴、止血健胃、益气醒酒等功效，适用于热病引起的咯血、吐血、衄血及产后出血等症；熟则性温，具有开胃消食、健脾止泻、养血生肌等功效，适用于久咳、久痢、久泻、疮溃不收等症。现代研究表明，藕中含有大量的糖类及丰富的钙、磷、铁等和多种维生素，可治血虚失眠。食用前用小火将鲜藕煨烂，切片后加适量蜂蜜，可随意食用，有安神入眠之功效。

三、百合

百合性微寒，味甘，具有润肺止咳、清心安神的功效，适用于治疗虚火上升，心烦而致的失眠、心悸、多梦、精神不安等。失眠、多梦的人，可以喝百合小米粥，小米跟百合一样，也有安神功效。若是年龄较长者，尤其是偏素食的老人家，吃百合鸡子汤有助提升睡眠品质。

四、花生叶

花生叶是一种安全有效的天然助眠药。因花生叶“昼开夜合”的生物特性与人类“日出而作，日落而寝”的昼夜作息规律同步，可能含有某种类似人体内“睡眠肽”之类的促睡眠成分。

五、茼蒿

茼蒿又名蓬蒿、菊花菜、蒿菜、同蒿菜、义菜（鹅菜）、艾菜，菊属一、二年生草本植物。茼蒿的根、茎、叶、花都可作药，有清血、养心、降压、润肺、清痰的功效。茼蒿具特殊香味，幼苗或嫩茎叶供生炒、凉拌、做汤食用。

六、生菜

生菜，即叶用莴笋，因适宜生食而得名。生菜质地脆嫩、口感鲜嫩清香，含膳食纤维较多，有消除多余脂肪的作用。生菜还富含钙、铁、磷等矿物质，同时生菜茎叶中含有莴苣素，具有镇痛、催眠、降低胆固醇、辅助治疗神经衰弱等功效。

七、猴头菇

猴头菇又名猴头，因外形酷似小猴子的头而得名。猴头菇的营养十分丰富，是食物中的珍品，含蛋白质、脂肪、糖类、维生素、钙、铁等。其所含蛋白质由16种氨基酸组成，其中有7种是人体必需的。猴头菇经过蒸煮于睡前食用，对患有气管、食道及平滑肌组织疾病的患者有保健作用，可安眠平喘，增强细胞活力和抵抗力。

八、洋葱

洋葱又名葱头，是一种很普通、大众的家常蔬菜。我国的洋葱主要有3种：一是红皮洋葱，辛辣味最强；二是白皮洋葱，皮白绿色，品质佳，口味较淡；三是黄皮洋葱，味甜，辛辣味轻。洋葱不仅含有刺激泪腺的大蒜素，还有提高人体吸收维生素 B_1 的作用，能促进新陈代谢、消除疲劳、提神醒脑、舒缓压力，还可以改善注意力不集中的状况，对安神助眠有极大帮助。在对付失眠时，洋葱除可用于菜肴中外，还可与红葡萄酒搭配，助眠效果很好。

九、黄花菜

黄花菜又名安神菜，含有丰富的优质蛋白质，能提供人体需要的多种氨基酸，其中以精氨酸、赖氨酸含量最为丰富。黄花菜可以清热解毒、止渴生津、利尿通乳、解酒毒、止血等，还对治疗口干热燥、大便带血、小便不利、吐血、便秘等有奇特功效。黄花菜具有镇定神经的作用，除了煮汤喝也可以与其他菜炒成各种美味佳肴。在用以改善失眠状况时，主要是坚持每天三餐前喝一些黄花菜汤。

十、黄瓜

黄瓜含有丰富的营养，包括维生素 C、胡萝卜素和钾，还含有能够抑制癌细胞繁殖的成分。因此，从营养学的角度来看，黄瓜是十分适合大家长期食用的蔬菜之一。黄瓜有清热利水、解毒消肿、生津止渴的作用，主治身热烦渴、咽喉肿痛、风热眼疾、湿热黄疸、小便不利等病症。黄瓜因含有维生素 B_1，对改善大脑和神经系统功能有利，能安神定志，辅助治疗失眠症。黄瓜加热后食用，不仅能保留其消肿功效，还能改变其凉性性质，可避免给身体带来的不利影响。

第四篇
安心睡眠需要良好环境

一切有生之伦，都少不了睡眠的调剂。

——莎士比亚

声音，光线，气味，床铺，室温，蚊、蝇或虱等，都影响睡眠。改换睡眠环境，如住院或住旅馆可以引起失眠，同睡者尤其是鼾声大的同睡者也影响睡眠，高速跨几个时区的旅行（时差反应）以及由白班改夜班工作，都会影响睡眠。这都是由于体内生物钟尚未适应新的昼夜节律，从而产生睡眠问题。

太冷太热都不宜

左娜是个既怕冷又怕热的人，她租住的房子没有空调，到了夏天经常失眠。每个夏日炎炎的晚上，她想尽办法降低室内的温度，等到后半夜又觉得凉，不得不起床关窗户加毛巾被等，一晚上都不能安心睡觉。

我国《类修要诀·养生要诀》中指出："春夏宜早起，秋冬任晏眠，晏忌日出后，早忌鸡鸣前。"现代生活节奏加快，工作、生活、学习等多重压力成为影响人们睡眠的重要因素，让人辗转难眠，特别在寒冷冰凉的冬季，很多人更是难以入睡。应该怎样做才能"任晏眠"，赢得优质睡眠呢？

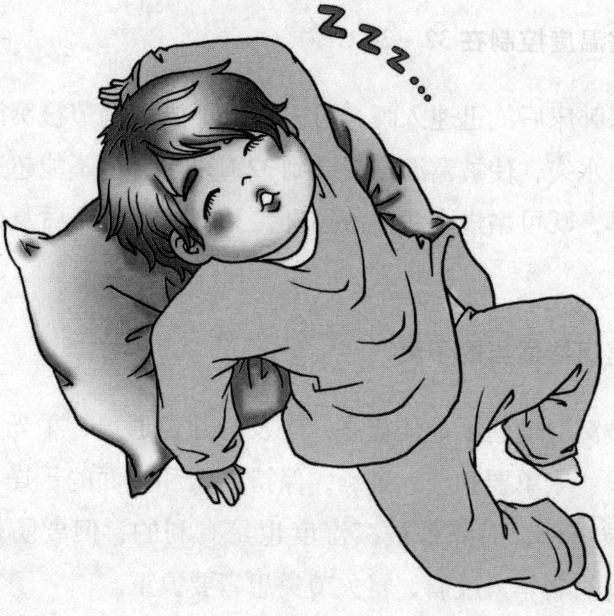

适当的室温是睡眠的必要条件。人们都知道，天气过冷或过热都妨碍人入睡：寒冷的冬天，晚上手脚偶尔露在被子外面，就会被冻醒；炎热的夏日，人烦躁不安，如没有降温设备，可能要到深夜凉爽下来才能入睡。

过于暖和的卧室可使睡眠变浅，研究发现，室温在24℃以上时，睡眠会变浅，睡眠中的身体动作和醒转次数增多。过冷的卧室也使人的睡眠变浅，卧室的温度在18℃以下，人会容易醒转，不容易进入深度睡眠。进入深睡眠时，体温会随室温而变化，室温过低，体温也会下降，如果太冷，人就会醒来，很多人都有后半夜或清晨冷醒的经历。

因此，室温一般以20℃左右为佳，湿度以60%左右为宜。人要入睡，体温会下降，入睡前降低卧室温度有助于体温的下降，气温较高时，可通过空调将室温调低一些。因此，睡前设置空调温度时，入睡时稍低，一两小时后升高，这样既便于入睡，又不致被冻醒，能够保持好的睡眠状态。

专家建议

太冷太热都影响优质睡眠，因此，在睡觉时应做到以下几点：

一、被窝温度控制在32～34℃

为了确保卧床后能迅速入睡，可采取以下措施调节被窝温度：卧床前用电热毯或热水袋，使被窝温度提高到32℃以上，但不能超过35℃；上床前用热水泡脚，既可增进全身血液循环，又能缩短上床后身体与被窝的热交换时间。

二、被窝保持适当的干爽

为了使被窝湿度趋于最佳状态，应及时开窗通风、采光，降低室内空气湿度；被子、床单要勤洗、勤晒，保持棉絮和被面的干燥；睡眠时如果把双臂伸出被窝外，对降低被窝湿度也是有利的，但要防止臂、肩部受凉，身体虚弱的老年人或肩、臂关节炎患者要慎重。

三、选用合适的棉质睡衣

人体皮肤能分泌和散发出一些化学物质，睡觉时若穿很厚、很紧的衣服，无疑会妨碍皮肤的正常“呼吸”和汗液的蒸发。如果穿很紧且不吸汗的衣服睡觉，衣服对肌肉的压迫和摩擦会影响血液循环，造成体表热量减少，即使盖上较厚的被子，也会感到寒冷。

四、不要蒙头睡觉

冷天，不少人因为怕冷，睡觉时头也缩进了被窝里，这种蒙头睡觉的习惯很不好。蒙头睡觉，被窝里的空气不流通，氧气就会越来越少，时间一长，空气就变得混浊不堪。这样，人就会感到胸闷、恶心或从睡梦中惊醒，出虚汗，严重影响睡眠质量和身体健康。

营造安睡光线

赵爽添了一个宝贝儿子，为方便照顾孩子，每天晚上她床头的小灯都不关，暖暖柔柔的灯光一点儿也不刺眼，反而很温馨。但是赵爽这段时间却越来越睡不好觉了，她说屋子里有亮光，她总是睡不踏实，夜里老醒。有的时候她就一直盯着孩子，睁着眼睛到天亮，第二天又要照顾孩子，很少有时间休息，几天下来人消瘦了很多。

卧室的光线对睡眠有很大的影响，睡觉与一种叫褪黑素的激素有关，夜晚光线减少，人体的褪黑素分泌增加，因此，有想睡觉的感觉。相反，白天光线强烈，褪黑素的分泌减少，所以白天人们是清醒的。

室内照明灯的选择有很大的学问。因为照明的颜色会对人体内一种叫做“褪黑激素”的荷尔蒙的分泌产生影响。褪黑激素是促使人自然入睡的荷尔蒙。不仅如此，它还有改善人体机能、提高免疫力和抵抗力的功能。这种荷尔蒙通常在夜间分泌，而青白色的荧光灯有抑制褪黑激素分泌的作用。所以，室内照明最好安装白炽灯或者其他可以发出温暖的黄色和米黄色的灯具。一般情况下，荧光灯多数发白色的光，白炽电灯泡和荧光灯电灯泡多发橘黄色的光。橘黄色的光接近夕阳的颜色，能让人心情沉稳。所以卧室首选的照明器材，应该是电灯泡颜色的荧光灯和白炽电灯泡。在睡觉前 30 分钟，即使很忙，改变照明灯光的颜色，打开橘黄色的灯，也能够很快放松你自己。

切忌卧室的光线太强，因为这样的光会影响入睡情绪，如果在你居住的环境附近有大型霓虹光管，可以选择戴眼罩来隔离光线。但太黑的环境容易使人产生恐怖感，所以专家建议不妨在睡觉时，在房间内维持适量而温和的光线。

如果夜晚卧室光线充足，光线会使自然生理节奏陷入混乱状态，会破坏及抑制褪黑素在夜晚的正常分泌。褪黑素的分泌主要集中在晚上9点至早晨8点之间。所以你上床睡觉时，应该把灯关掉，直到第二天早晨醒来。

综上所述，无论是从节约能源，还是从身体健康的角度考虑，人们都应尽量避免黑白颠倒，纠正夜间入睡开灯的不良习惯。入睡时，尽量将室内的光线调整到最黑的限度，以便让大脑中的松果体分泌足够的褪黑激素，来保证人体正常的需要，使疲惫的机体尽快得到恢复，增强人体的免疫力，提高机体“斩杀”癌细胞的能力。

专家建议

以下两种方法可以矫正开灯睡眠的坏习惯：

1. 认知领悟疗法。对患者进行辩证唯物主义和无神论的教育，说明鬼怪在世间并不存在，对鬼怪的惧怕而产生的对黑暗的恐惧实际上是一种幼年时期的幼稚情绪反映。

2. 系统脱敏疗法。根据患者对黑暗的恐惧程度，建立一个恐怖等级表，然后按照从轻到重的顺序，依次进行系统脱敏训练，不断强化，直到能关灯睡眠为止。例如，如果一个人不敢关灯睡觉，可以先由数人一起关灯谈话，然后到数人一起关灯静坐，再到二人一起关灯睡眠，再到一人关灯静坐，最后一人关灯睡觉。

噪声不能让人安睡

林林最近老是睡不好觉，每天晚上睡下后都听到嗡嗡的响声，每个房间都细细查看了，就是找不出原因。林林的爸爸听说后，到他家里里外外“搜查”了一遍，发现林林家的电冰箱损坏，发生低沉的嗡嗡声。林父将冰箱送去修理，林林才睡了一个安稳觉。

林林可能是对声音较为敏感的人，但是不得不承认，声音，尤其是噪声会严重影响一个人的睡眠。

噪声会使人不能安眠或被惊醒。研究结果表明：连续噪声可以加快熟睡到轻睡的回转，使人多梦，并使熟睡的时间缩短；突然的噪声可以使人惊醒。一般来说，40 分贝连续噪声可使 10% 的人受到影响，70 分贝可影响 50% 的人，而突发的噪声在 40 分贝时，可使 10% 的人惊醒，到 60 分贝时，可使 70% 的人惊醒。但持续的单调有节奏的声音，或柔和的音乐等，可以催人入睡。

生活中经常有这样的事情发生，平时安静的生活区附近有了建筑工地，或是新开的商场，很多居民就不能安心睡觉了，他们或多或少都受到

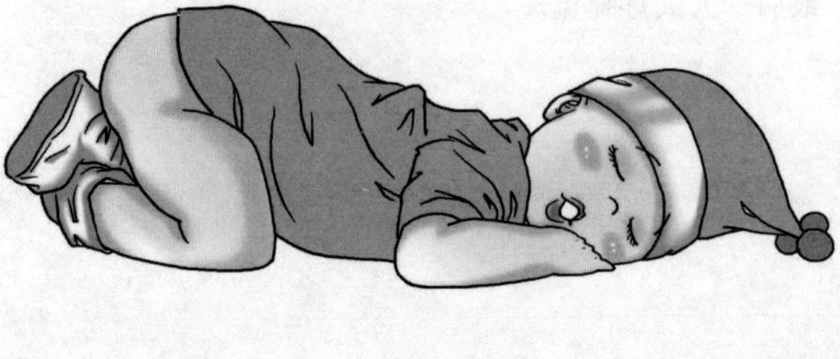

影响。面对这样的情况，居民可以向工地或商场提出自己的要求，如果不能满足条件，为了自己的睡眠和身体健康，哪怕诉诸法律都是可以的。

专家建议

1. 铺地毯、挂厚的窗帘很重要，它们有吸声的作用。地毯可以吸收室内的噪声达30% ~35%。如果墙薄，则应装隔音板。

2. 在自己的屋子里种一些花花草草的东西，别小看了这些小东西，它们有很好的消音效果。

3. 在远离街道的房间睡觉。

4. 睡觉时应关闭窗户，窗户最好是双层玻璃。否则噪声会从窗户传入卧室而影响睡眠。不过，为了尽量保持睡眠时空气的清新，应在睡前先通风，这样大脑供氧充分，才可保证睡眠质量。

5. 多选择木质家具，因为木质家具有纤维多孔性的特征，能吸收噪声。

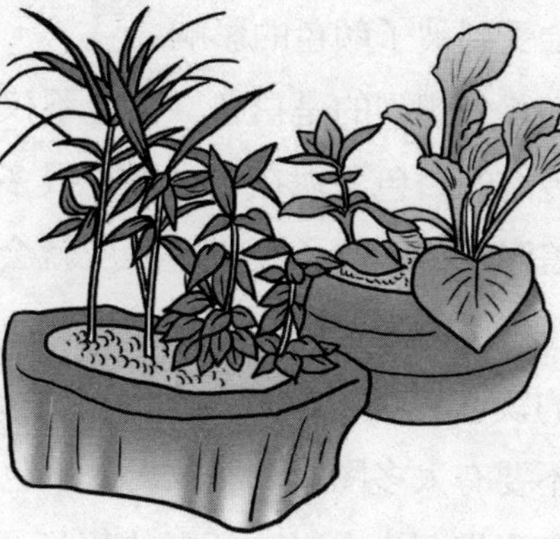

催人入睡的颜色

郑亮在网上看到一款黑色的床上用品，觉得很有新意，于是立即订货。有了这套新床单被套后，郑亮觉得黑黑的颜色很利于睡眠，上床不一会儿就睡着了。一个星期后，郑亮发现自己看着一床的黑色越来越别扭，越来越睡不着，有时就是迷迷糊糊睡着了都会被噩梦惊醒。在朋友们的劝说下，郑亮换回以前纯白色的床上用品，他又可以睡个好觉了。

颜色在很大程度上影响着人的情绪和睡眠，因为床单被套的颜色而睡不着觉的人，郑亮不是第一个，也不是唯一一个。

有人说，睡觉时都闭着眼睛，被子的颜色能有什么影响呢？其实不然，肌肤对色彩同样有感觉，和我们用眼睛看是一样的效果。因此，即使闭上眼睛睡觉，还是会受到被子颜色的影响。

一提到被子，我们首先想到的是白色。白色不仅看起来干净整洁，还有催眠的作用。除了传统的白色，现在也出现了很多淡蓝色、米色等的被子。想象一下，如果盖深红色的被子睡觉，血压就会不断升高，精神也会随之紧张起来，这觉还怎么睡啊？因此，被子切记不要使用令人清醒的颜色，而镇静效果显著的淡蓝色等比较浅的颜色才是被子颜色的上上之选。此外，被子上最好也不要有太多图案和花纹，以单色为佳。

还有就是卧室的色彩搭配也会影响睡眠的好坏。基于此，卧室的色彩如果过于大红大绿，或色彩跳跃夸张或色块杂乱，缺乏统一的协调性，就很容易引起交感神经兴奋、肾上腺素分泌过多，从而赶跑睡意，甚至让安眠成为一件遥不可及的事儿。这是焦虑型失眠者的大忌。而心脏病、心力衰弱、高血压患者，更不宜采用红色，因为红色会使人的心跳加速17%；忧郁症患者不宜采用大片黑绿色、蓝色、灰色等使人消沉的暗淡颜色，因为这会加重抑郁和偏头痛。再有，卧室颜色过于鲜艳，还容易造成强烈的视觉污染，扰乱人体生物钟，从而影响睡眠甚至生理功能。

相比较而言，象牙白的亚光墙壁非常适合用于卧室，因为冷色调墙壁能给人睡眠的心理暗示。如能再穿插选用浅咖啡色床品、乳白色床头灯、深黑色窗帘，能将安详衬托得更为沉静。这种沉静的氛围不仅能使人烦躁的心情变得平和、安宁，还能铺陈出虚无空灵的境界，使人如同漂浮在浅色的梦中，安静而甜美地睡去。

专家建议

蓝色具有催眠的作用，因为蓝色可以降低血压，消除紧张感，从而起到镇定的作用。所以专家建议那些经常失眠以及睡眠质量不好的朋友可以多看看蓝色，不妨在卧室中增加蓝色。但是需要注意的是过犹不及，蓝色在夏天还好，可到了冬天，一屋子的蓝色会让人感觉很冷。蓝色太多还能引起人的孤独感，让人心情沉重，因此，卧室装修以淡蓝色为主，以搭配白色和米色为佳，可以自然而然地消除身体的紧张感，促使人迅速入睡。

绿色也具有催眠作用，绿色使人从心理上放松，从而达到催眠的效果。虽说暖色是令人清醒的颜色，但淡淡的暖色和蓝色一样，也有催人入睡的作用。白炽灯、间接照明等发出的温暖的米黄色灯光以及让人感觉安心的淡橙色灯光都有催眠的作用。

枕头，存在就有道理

徐明和未婚妻到某商场准备结婚物品，有销售人员向他们推荐保健枕头，销售人员称该保健枕有安神健脑、清凉明目、防病强身的作用。徐明两人了解后询问该枕头的售价，结果吓了两人一跳，就一对枕头就要近一千元。徐明认为不就是枕头吗，自己回家做一对荞麦枕头一样可以用，还环保便宜。

人的一生有 1/3 时间在睡眠中度过，枕头可以说是相伴我们时间最长的一个伙伴。选用适合自己的枕头不仅能够保障高质量睡眠，而且关乎人生 2/3 时间工作、学习、生活的质量。

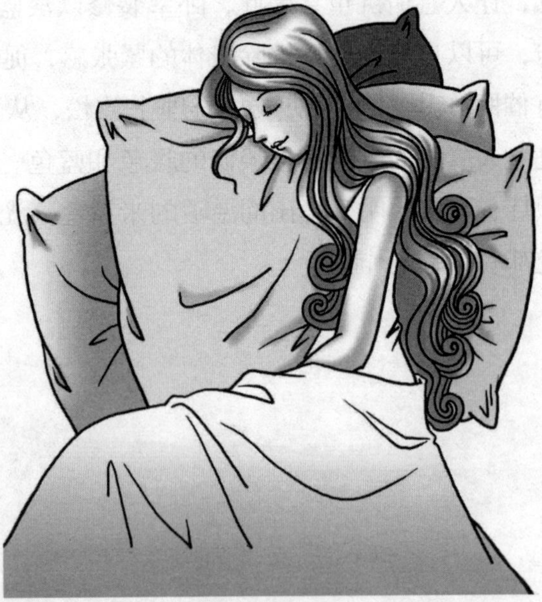

医家有万病之源起于脊椎的说法。枕头的作用就是在睡眠时，保证人体颈部的生理弧度不变形。专家指出，颈椎位于人体脊柱最上端，包在颈内，由7块椎骨组成。所谓生理弧度即是由这7块椎骨形成的一个圆滑的、凸向前方的弧形。枕头选择不当，直接影响睡眠。因此在选择枕头的时候，一定要选择最适合自己的那款。

挑选枕头时应注意以下几个方面：

高度，高枕并不能无忧，要找对枕头的高度。枕头的高度很重要，枕头过低则使头部充血，造成眼睑颜面浮肿，而且下颚会因此向上抬，容易张口呼吸、出现打鼾的情况。若一觉醒来出现颈部酸痛、头痛、头晕、耳鸣及失眠等神经衰弱等症状，或是睡到半夜感到手麻、脚麻，那可能就是枕头太高了。在仰卧睡觉时，枕头的高度在5～8厘米适合；在侧卧睡眠时，可根据每个人的肩膀宽度不同进行调整。女性枕头高度为7～12厘米，男性枕头高度为11～14厘米。合适的枕头高度才能够保证在睡眠时颈椎不会因高度不好而感觉不适，但并不是所有人都会在睡眠时保持同一睡姿的，经常是仰卧和侧卧相互交替的，因此在选择枕头时，枕头高度为8～10厘米，男性枕头可以再增加2厘米。

温度，因人而异，附合时令。人入睡以后头部温度比体温要低几度，一般为34～34.5℃，如果头部温度过高就不易入睡。不同的人在不同的季节，选择枕头要符合地区和时令特点，使头部保持最佳的睡眠温度。

硬度，枕头不能过软也不能过硬。枕头太软，难以保持一定的高度，会导致颈肌过度疲劳和影响呼吸的通畅，不利于睡眠；过硬的枕头，与头的接触面积减少，压强增大，头皮会感到不舒服。理想的枕头应柔软又不失一定的硬度，减少与头皮之间的压强又保持不均匀的压力，使血液循环可以从压力较小的地方通过。

某医院曾对2800例颈椎病患者发病原因做过调查，发现约50%的患者其发病原因都与枕头有关。长期使用不适宜的枕头，患颈椎病的风险就会增大。而颈椎病痛，往往让人夜不成寐，不能保证有健康的睡眠。睡个安稳的健康觉，需要尽快摒弃掉“高枕无忧”的观念，尽量选用适合自己的枕头。

专家建议

现在市面上有各种各样的枕头，品种繁多，五花八门，一定要选用最适合自己的那一款，只选对的不选贵的。

荞麦枕

荞麦枕是天然材质的枕头，荞麦具有坚韧不易碎的菱形结构，而荞麦皮枕可以随着头部左右移动而改变形状，因此睡起来十分舒服。荞麦枕定期放在太阳下照射，不仅可以使它变得清洁，还可以使它变得更蓬松。

乳胶枕

乳胶的弹性好，不易变形，撑力强，不会有引发呼吸道过敏的灰尘、纤维等过敏源，有的乳胶枕还具有按摩和促进血液循环的效果。乳胶对于骨骼正在发育的儿童来说，可以改变头形。乳胶枕是理想的枕头，但价格也较昂贵。

羽绒枕

羽绒有质轻、透气、不闷热的优点。好的羽绒枕，采用较好的羽绒，其蓬松度较佳，可给头部提供较好的支撑，也不会因使用久了而变形。

保健枕

一般的保健枕就是药枕，用传统的中药材结合草料制作而成。让人在睡眠当中不知不觉进行保健，其效果不能一概而论，关键在于使用者本人的感觉。

化纤枕

化纤枕的特点是便宜但不实用，其材质是普通的人造纤维。由于化纤材质不太透气，使用久了容易变形结成块儿，缺乏弹性，使枕头呈现高低不平的状态。

勤晒被子慎叠被

于楠是个爱干净的人，每天早上起床后第一件事就是把被子叠得整整齐齐的，她的床经常都是干干净净的。于楠最近发现她晚上睡觉时浑身上下有些痒，她洗了热水澡把全身衣服都换了，但还是痒。她向学医的同学咨询，她们告诉她，她每天不要起床就叠被子，应该把被子晾一晾再叠。她起床马上就叠被子，棉被里有好多的细菌，所以她浑身痒。于楠听后如梦方醒，告诫自己以后一定要慎叠被。

被子有不同种类，如棉被、羽绒被、羊毛被等。被子的材质不同，带给人的感觉不同。每一个人睡觉都离不开被子，被子应常晒、常洗，以保持干净、松软和温暖。对绝大多数人而言，起床后穿好衣服，紧接着就是把被子叠好了。

起床就叠被子，已被看成是好习惯，但是这样做对人的身体健康是否有益？对人睡眠质量的提高是否有益？答案是否定的。

人在一夜的睡眠过程中，虽然没有运动，但是机体的新陈代谢仍在继续，呼吸道和全身的皮肤毛孔都会排出一些气体，如二氧化碳等，同时，皮肤也要排泄出一些代谢产物和皮屑等。起床后立即叠被子，被子仍然保持着相对密闭的状态，皮肤排出的气体和代谢产物等还会继续停留在被子里，使被子遭受二次污染。对于一些有哮喘、皮炎和湿疹的人，不利于病情的控制，甚至还可能会加重病情。

远远小于1毫米的螨虫，依靠食用人体自然脱落的皮肤和被褥间的潮湿水分生存。被子里比较暖和，会产生一定的水蒸气，加上人体在夜间所

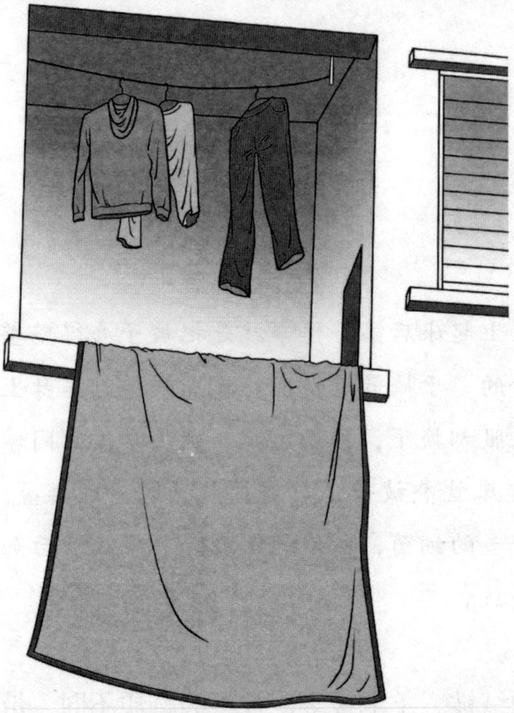

排出的汗液，很大一部分被盖在身上的被子吸收和容纳。起床后立即叠被子，会使这些物质无法散发出去，结果使被子不同程度受潮，容易滋生螨虫。

专家建议

要想清除被窝里的各类杂质，最简单的办法就是睡醒之后不要马上叠被子，而是开窗通气，并把被子翻过来，平铺在床上，让被子里的气体和水分自然散发，破坏各种螨虫的生存环境。如果方便的话，将被子挂起来晾晒十分钟左右，即可有效抑制有害虫类的生长及尘螨的生长，减少灰尘过敏和哮喘患者的病状。

床铺有讲究

刘洋最近老是睡不好，他说家里的床太软了，他睡在上面感觉没有“魂”。刘洋的爱人说自己身体不好，睡不了硬床，坚决不让他拆了这张新床。两个人为此没少斗气，最后刘洋做出了退步，他到客厅睡实木沙发去了。

人的一生有三分之一的时间要在床上度过，因此，床的选择对于保证睡眠十分重要。

医学家经调查发现，过软、过硬的床都不能保持脊柱处于正常的生理状态。按人体工程学的观点，在木板上垫9厘米左右的厚棉垫，可保持脊柱基本上处于正常生理状态。床垫与人体躯干的生理弧度吻合并紧密贴实，使骨盆、脊柱和头在一条水平线上。

从颈椎病的预防和治疗角度来看，如果床铺过于柔软，可造成由于人体重量压迫而形成中央低、四边高的状态。这样，不仅增加了腰背部卧侧肌肉的张力，而且也势必导致头颈部的体位相对升高。长年如此，就会导致局部肌肉韧带平衡失调，从而直接影响颈椎本身的生理曲线。因此，选

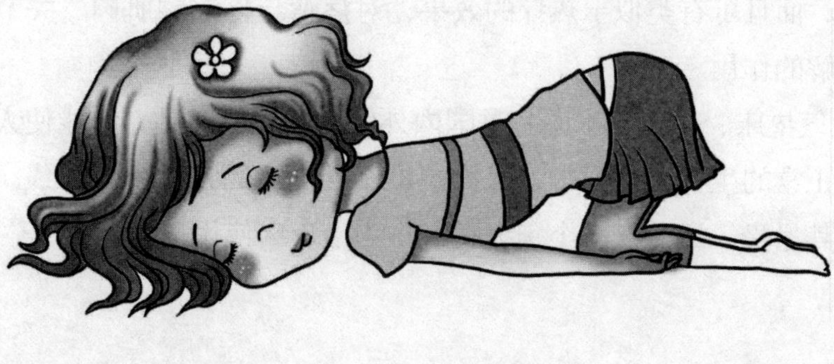

择适合的床铺对颈椎病的预防和治疗是十分有帮助的，对提高睡眠质量更是有帮助的。

床铺的宽度也有讲究，宽度过窄，不易使人入睡，这是由于人在睡眠中，大脑仍存在着警戒点，活动频繁，唯恐翻身时跌下床来。床以一边床头靠墙，两侧留出通道为好。这不仅有利于下床、上床，且使人有着宽敞感。单人床以70厘米以上为好，以身体肩宽的2.5倍为参照值，双人床应是夫妻两人肩宽之和的两倍。随着人们对睡眠与健康的关注，高科技含量的智能型床以及可升降、伸缩，更为机动、方便的床都已出现。

新床垫用过6个月应上下两面、头脚两处调换，以使床垫受力均匀。床铺应避开通风口。床铺高度以略高于就寝者的膝盖为宜，便于上下床。

专家提示

以下几种床与床垫是大众常用的，我们可以从中选出适合自己的那一种。

1. 棕绷床：透气性好、柔软、富有弹性，但要注意的是随着使用时间延长，编织的棕绳逐渐松弛，它的弹性就逐渐减弱。

2. 席梦思床垫：根据人体各部位负荷大小的不同和人体曲线的特点，选用多种规格和弹性的弹簧合理排列的席梦思床垫，可起到维持人体生理曲线的作用。同样，如果床垫变得过于柔软了，对人体反而有害。

3. 木板床：比较普遍，使用者较多，可维持脊柱的平衡状态。可以通过铺垫被褥来改变床的松软程度。

4. 火炕：是我国北方寒冷地区农村常用的床铺。炕加温后，不仅可以抗寒冷，而且可有类似于热疗的效果，对痉挛与疼痛的肌肉、关节起到放松和缓解的作用。

5. 气垫床、沙床、水床：是国内外较为新颖的产品，它能使人体各部位符合正常的生物力学要求，保持颈椎、腰椎等的正常生理曲线。但由于价格极其昂贵，目前仅有个别大医院作为治疗床使用。

窗帘是优质睡眠的“守护神”

汤明又搬家了，新租的房子条件不太好，连个窗帘也没有。汤明因为工作忙，就没有买窗帘，用一个旧床单了事，薄薄的旧床单并不能挡住多少光线，每天晚上汤明的“床前”还是“明月光”。汤明这些天睡觉老是不踏实，每晚睡得都很轻，稍有一点动静就醒了。在朋友的建议下他换了新的厚窗帘，挡住大部分光线，他晚上终于可以好好睡上一觉了。

窗帘悬挂在室内，不仅具有极强的装饰功能，还能营造良好的居室气氛，反映主人的生活品位和情趣，同时窗帘还与我们的健康和睡眠息息相关。

窗帘的防噪性能、遮光性能要好，因为绿光使人精神集中，不容易入睡，而弱红光则比黑暗更使人容易入睡，所以建议窗帘选用红色。对于卧室朝东的窗户应尽量选用垂直窗帘，因为伴着旭日东升，东边房间的窗户能迅速聚集大量光线，热能也会通过窗户边框迅速扩散开。

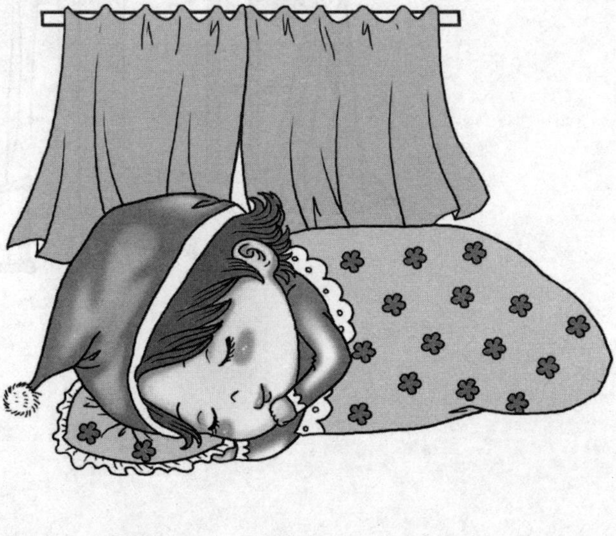

选择合适的窗帘，可以让人享受到美好的阳光，让你在柔和的阳光中舒服的醒来。冬季的窗帘保暖性要好，并不是越厚的窗帘越保暖，

选择时应咨询相关专业人员，尽量选取又薄又保暖的窗帘。

专家建议

如何选用窗帘，既能起到装饰效果，又让其成为人们健康睡眠的“守护神”呢？

1. 选用防噪性能好的窗帘；
2. 选好窗帘颜色，调节心情；
3. 窗帘的遮光性能要好；
4. 冬季，窗帘要有保暖性。

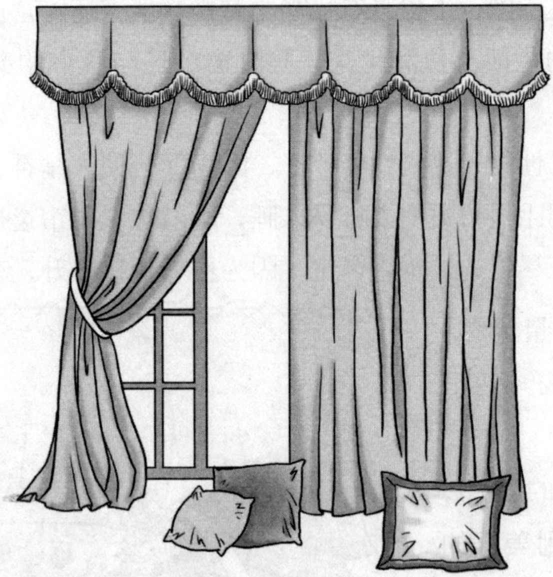

睡眠小贴示

适宜放置在卧室的植物

芬芳的花香会让人感觉心旷神怡，在家里摆放花卉，不但能美化居室，还能起到促进健康的作用。根据不同的身心需要来选择不同的花卉品种，通过人的嗅觉与视觉来调节人的情绪与神经系统。

菊花、蔷薇、百合、香豌豆花等花香，具有松弛神经、减轻精神紧张、解除身心疲劳等功效；郁金香既可缓解眼睛疲劳，还可以消除烦躁；丁香的气味使人沉静、轻松；紫罗兰和玫瑰花香使人心情愉快、舒畅。

另外，花的各种色调，从视觉上给人以纯洁、高雅、愉悦的感觉，能够调节人的情绪。

茶花、仙客来、紫罗兰、晚香玉、凤仙花、牵牛花、石竹、唐菖蒲等能通过叶片吸收二氧化硫，将其转化为无毒或低毒性的硫酸盐等物质；水仙、紫茉莉、菊花、鸡冠花、一串红、虎耳草等能将氮氧化物转化为植物细胞的蛋白质等；吊兰、芦荟、虎尾兰能大量吸收室内甲醛等污染物质，消除并防止室内空气污染；茉莉、丁香、金银花、牵牛花等花卉分泌出来的杀菌素能够杀死空气中的某些细菌，抑制结核病菌、痢疾病原体和伤寒病菌的生长，使室内空气清洁卫生；仙人掌夜间吸收二氧化碳，释放氧气，有利于睡眠。

有一些花卉是不适合放入室内的：

万年青含有一些有毒的酶，它的茎叶液汁触及皮肤，有强烈的刺激性。被婴孩抓在手中把玩或误咬，会因强烈刺激口腔黏膜而引起咽喉水肿，甚至使声带麻痹失音。

夜来香等香味过于浓烈，人们长时间处于这种浓气味中，难免有损健康；即使是水仙、玫瑰之类著名香花，时间一长，特别是睡眠时呼吸这些气体，也会令人不舒服。室内如果摆放香型花过多，香味过浓，会使人的神经产生兴奋，特别是在卧室内长时间闻之，会引起失眠。

专家指出，空气中花味过于浓郁，氧的含量相对减少反而会使人感到不适，会出现头痛、头晕、恶心等症状，部分过敏体质的人，受到有些花粉的刺激，会出现过敏性哮喘、过敏性鼻炎，最终导致失眠的发生。

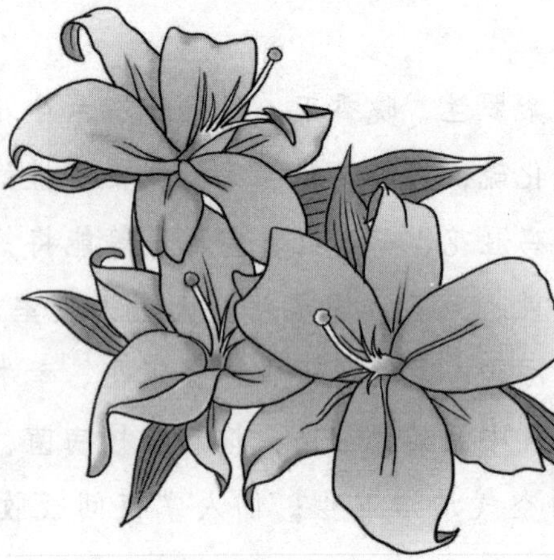

第五篇
不良生活习惯影响睡眠

大脑应得到休息，这样你才能进入更好的思维状态。

——菲得洛斯

你习惯听着音乐入睡吗？你是否曾经在沙发上睡着却忘记关电视了呢？你有过通宵上网、玩网络游戏的经历吗？你曾经在电脑前工作到深夜然后倒头便睡吗？你是否曾经在熟睡中被手机、电话铃声惊醒然后长时间不能入睡……如果有过上面这些经历的话，我们要不客气地通知你，你当时的睡眠可能是“垃圾睡眠”！由过度使用电子产品导致的睡眠时间不足、睡眠质量低都可以被称之为垃圾睡眠，它和垃圾食品一样是影响上班族健康的两大杀手。

茶，适而不浓宜健康

袁军工作多年，他养成了一个不好的习惯，那就是不停地喝茶。袁军喝的茶又浓又酽，他说办公室里的工作既繁重又不能出一点错误，必须集中精神，浓茶可以提神醒脑。袁军发现现在他工作一天回到家，晚上却头疼，难以入睡。在专家的建议下，他白天改喝清淡的绿茶，午后更是一点茶也不沾，过了一段时间，袁军终于可以安然入睡了。

几乎每一个上班族都会遭遇袁军这样的情况，只不过大家用的方式不一样罢了。人的精力和耐力不允许人长期集中精神，因此，在工作中感到疲惫和困倦时，就会泡一杯浓茶给自己提提神。

茶文化是我国源远流长的经典文化之一。饮茶可以调节身心、祛火排毒，但也要注意适量，浓茶是含茶叶成分过多的茶。浓茶虽然能起到提神醒脑的作用，但许多人是不适宜饮用的。患有一些疾病如心脏病、高血压、胃痛、便秘、神经衰弱、缺铁性贫血的人都不宜饮浓茶；为了避免过量的茶碱的刺激，孕妇和产褥期妇女也不宜饮用浓茶，产妇喝浓茶则会出现乳汁减少的状况。

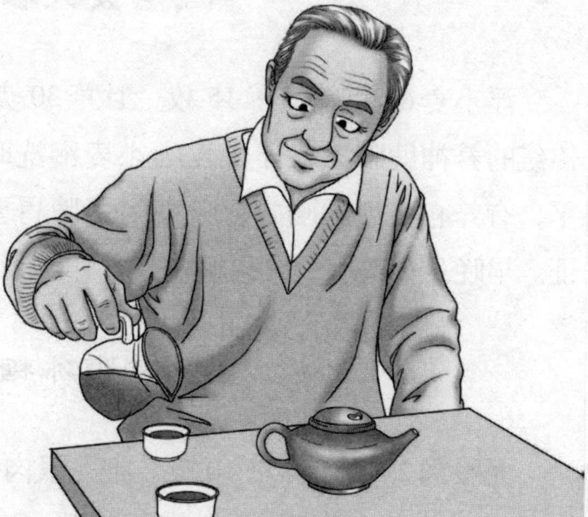

在特定的时间内也不宜大量饮用浓茶，夜间饮浓茶，可

能导致失眠，这是由于茶水中大量的茶碱刺激大脑神经引起的；经常饭后饮浓茶对身体有害，这是因为茶叶中的茶碱有很强的利尿作用，浓茶会造成排尿频繁而影响工作、睡眠。空腹喝浓茶，常会引起胃部不适，有时甚至产生心悸、恶心等不适症状。

当然，不能抱着完全拒绝的态度来对待茶，一定浓度的茶有清热解毒、润肺化痰、强心利尿、醒酒消食等功效。吸烟、饮酒过多的人，适当地饮一些浓茶可以消热解毒，帮助醒酒。对口腔发炎、咽喉肿疼的人来说，饮浓茶还有消炎杀菌作用。浓茶还可以帮助那些饱食鸡、鸭、鱼、肉等荤菜的人解除油腻，促进消化，减轻肠胃的负担。

浓茶中大量的茶多酚还会引起人体维生素 B_1 的缺乏，使人食欲不振、神经过敏、易感疲劳等；喝浓茶过多，还会引起便秘。这些疾病都有可能折磨人的身心，从而影响睡眠。

专家推荐

只要把握好茶的量和度就会对我们的身体有利无害。以下几种茶水可以帮助人体更好地进入睡眠。

甘麦大枣汤

浮小麦 60 克，大枣 15 枚，甘草 30 克，加水 4 碗，煎至 1 碗。该茶为传统的养神助眠茶，浮小麦为小麦淘洗时轻浮水面的瘪瘦麦粒，味甘性平，有养心除烦的功效；大枣为补脾胃要药，可治神经衰弱之心烦不寐证。早晚分 2 次服，效果极佳。

龙眼冰糖茶

龙眼肉 25 克，冰糖 10 克。把龙眼肉洗净，同冰糖放入茶杯中，沸水，加盖闷一会儿，即可饮用。每日 1 剂，随冲随饮，随饮随添开水，最后吃龙眼肉。此茶有补益心脾、安神益智之功用。可治思虑过度、精神不振、失眠多梦、心悸健忘。

百麦安神茶

百合、小麦各25克，莲子肉、首乌藤各15克，大枣2个，甘草6克。将百合、小麦、莲子、首乌藤、大枣、甘草洗净，用冷水浸泡半小时，倒入锅内，加水至750毫升，用大火烧开后，小火煮30分钟。滤汁，存入暖瓶内，连炖2次，放在一块，随时皆可饮用。此茶有益气养阴、清热安神之功效。可治神志不宁、心烦易躁、失眠多梦、心悸气短、多汗等症。

绞股蓝红枣茶

绞股蓝15克，红枣8枚。两物分别洗净，锅中放适量水，用小火煮20分钟即可，每日1剂，吃枣喝汤。此茶有健脑益智、镇静安神之功用。可治神疲乏力、食欲不振、失眠健忘、夜尿频多等症。

清宫安神茶

煅龙齿9克，石菖蒲3克。将龙齿研碎，石菖蒲切碎，水煎代茶饮，每日1剂。该茶能宁心安神，适用于睡卧不宁、失眠多梦等症。

睡前尽量少喝咖啡

黄明是个自由职业者，前阶段他接受了一个业务，加班加点的工作让他疲惫不堪，每天喝大量的咖啡才能完成继续工作下去。前几天黄明的业务结束了，他还是习惯性地每天下午喝咖啡，不喝就没有精神。这两天晚上他睡不着觉，头又晕晕的，很难受。

咖啡是上班族普遍饮用的饮料，其受欢迎程度远大于其他任何一种饮料，这可能与咖啡的提神醒脑作用有关。但是，咖啡中含有咖啡因，如果人体大量摄入就会刺激兴奋神经、刺激血管、加速心跳，从而引起窦性心动过速和室性早搏，血压升高，夜间失眠。由于咖啡对胃黏膜有刺激作用，有胃溃疡或胃炎的人，也不能过量饮用。

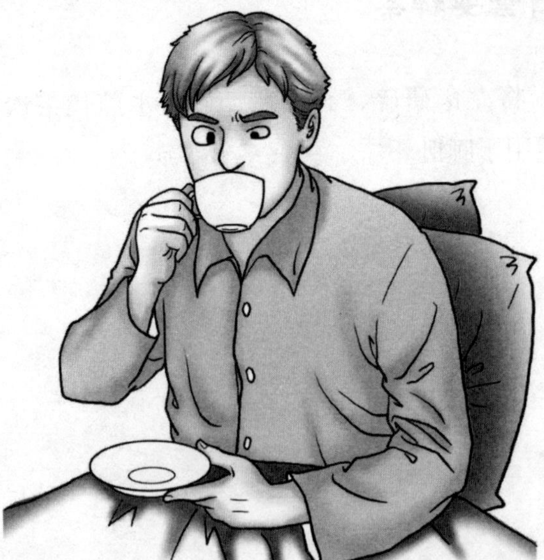

咖啡所含咖啡因是生物碱的一种，是徐缓兴奋剂。它的兴奋性比茶叶更优，所含咖啡因比茶叶高出40%～60%。咖啡能兴奋大脑神经细胞，提高脑细胞活力，促进思维联想和分析判断能力；能提神醒脑，使人精神振奋，消除疲劳和睡意，改善动作的灵活性，使人有轻松的感觉。

咖啡对心血管和支气管都

有扩张和抗痉挛作用，可促进循环，提高心肌供血，促进心跳，对低血压和痉挛性支气管哮喘有一定疗效。咖啡还能促进消化腺分泌，改善消化功能，增进食欲，促进吸收，增强新陈代谢。

有的人拼命工作和学习，常借高浓度咖啡来刺激大脑神经，以求提神驱困，这样做是有害身体健康的，一般以每杯咖啡浓度不超过100毫克为宜。如果饮高浓度的咖啡，会造成体内肾上腺素骤增、心跳加快、血压明显升高，并出现紧张不安、烦躁、耳鸣及肢体颤抖等异常现象。

咖啡不宜长期大量饮用，长期饮用，会使人体对咖啡产生依赖性（上瘾），干扰大脑对刺激性物质的选择作用。一旦停饮后，会导致大脑高度抑制、血压降低、失眠、焦虑、神经衰弱等症状，有的甚至出现精神异常。

饮咖啡还要注意适量，一杯较浓的咖啡在机体内维持作用的时间为4~5小时。因此，不能连续饮用，在两次饮用之间也要保持一定的间隔时间，更不宜在睡前饮用。

专家建议

咖啡饮用的最佳时间应该是：夏秋季节下午4~6点，冬春季节下午3~5点。因为这是人体最易感到疲倦的时间段。此时喝杯咖啡，既可振奋精神，又可增加营养，有利于工作。

晚间一般不宜喝咖啡，因为饮用浓咖啡后会促使肾上腺皮质激素的分泌增加，使大脑皮层过度兴奋而导致失眠。如果在夜间想喝咖啡，可以饮些清淡咖啡，例如将剩下的咖啡末加水，反复煮几分钟再饮，一般不致于引起失眠。通常情况下，为了提高工作效率，清晨时可饮用浓一些的咖啡，这样可以使人在数小时之内感到精神振奋。

饭前则不宜再饮咖啡，因为这时饮咖啡，会使咖啡因吸收加快，易使人精神兴奋，从而使胃液大量分泌，而到吃饭时反而降低了食欲。长期下去，还会引起胃炎或胃部不适等症状。因此餐后饮咖啡较好。

睡前一小时不要抽烟

范明最近和工友们学会了抽烟，他信奉“饭后一支烟，赛过活神仙”的说法，每天晚饭后都要抽几支香烟。可是他发现自从他开始抽烟以后，每天晚上睡觉的时间都比以前晚了，现在每晚抽完烟后晕乎乎的想睡觉，可是躺在床上却半天也睡不着，只是一个劲儿地盯着天花板数绵羊。

人们在吸烟的过程中，因香烟在燃烧的过程会大量放出一种有害物质，会刺激和损害人的肝和肺，对人体健康造成很大的危害。香烟里的有害成分尼古丁会影响你的肺，使你不能正常呼吸，还会影响你的肝，会导致肝硬化，口干舌燥。

在卫生部发布的2006年中国“吸烟与健康”报告中，我们看到这样的数据：2002年我国15岁以上人群吸烟率为35.8%，其中男性和女性吸烟率分别为66%和3.1%。由此估计，吸烟者约为3.5亿，占世界烟民的三分之一。此外，我国吸烟人群有年轻化的趋势，与20世纪80年代相比，开始吸烟的平均年龄由22.4岁降为19.7岁。

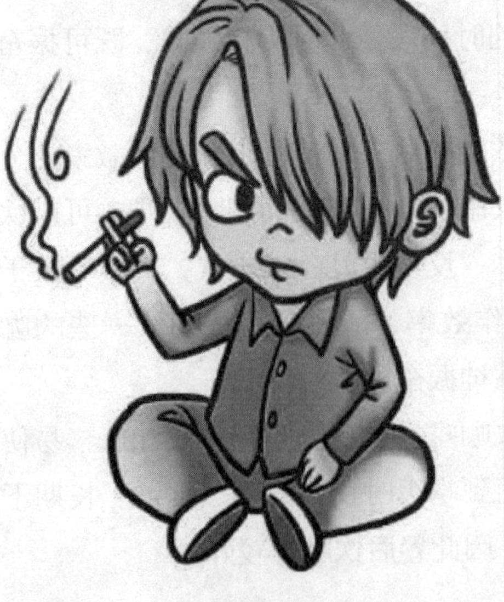

我国既是烟草生产大国，也是烟草消费大国。我国的烟草产量相当于其他7个最大烟草生产国的总

和。我国每年销售的香烟高达1.6万亿支，国人消费的香烟约占世界三分之一。如果将与吸烟有关的各种疾病所致的死亡均统计在内，目前每年约有100万人因吸烟而死亡。

吸烟与失眠的关系怎样？吸烟可以导致失眠吗？

各种烟草都含有尼古丁。实验室和人群研究显示，尼古丁对睡眠的作用与咖啡因类似，但也有区别。小剂量尼古丁有轻度的镇静和放松作用，高浓度尼古丁的作用类似于咖啡因，具有兴奋作用，增强警觉度从而可引起失眠。尼古丁可增加肾上腺素的释放，刺激中枢神经系统，起着唤醒身体和精神的作用，可导致失眠。

专家建议

上床前1小时内不要吸烟。吸烟者与不吸烟者比较，吸烟者晚上从上床到入睡的时间比不吸烟者延长19分钟左右，说明吸烟确可导致失眠。觉醒与睡眠是有其生理周期的，吸烟者用吸烟来强制提神可干扰这些正常的生理周期，导致睡眠节律紊乱。

在音乐声中安睡

凯瑟林伯爵体质很弱，并患有严重的失眠症。在那个时候，与他生活在一起的哥德堡总是会在晚间为他演奏一些舒缓小曲以帮助他入睡。这位伯爵曾对巴赫说，希望他能为哥德堡写作一些轻柔并且具有某些生活化特征的键盘小品，这样使他在那些不眠之夜里能得到情感上的慰藉。巴赫认为最好用变奏曲的形式来满足这个要求，而且整部作品在固定和声结构上应该具有同一性——毕竟伯爵曾经有恩于巴赫，而他至今也还没做出过任何感恩的事情来。从那以后，伯爵便称这首曲子为“他的”变奏曲，他沉溺于聆听忘乎所以。在很长一段时间内，每当难眠之夜到来时，他总会说：“亲爱的哥德堡，请演奏一些我的变奏曲吧！”巴赫的《戈德堡变奏曲》成功治愈了凯瑟林伯爵的失眠症。

罗曼·罗兰曾经说过，音乐不是一种单纯的消遣，它或是对心灵的一种理智上的裨益，或是镇定灵魂的一种抚慰。在城市中行走的时间越长，可能这种感触会越深。很多人也许都有过这样的体会，在高兴时常会情不自禁地哼起歌来，但情绪烦躁或者精神苦闷时，听到旋律优美、节奏欢快的音乐后，会感到自己的内心舒缓了很多。事实上，在我国春秋战国时期的《左传·昭公元年医和汉乐》中就已经谈到过音乐对人身心健康的影响，“烦于淫声，堙心耳，及忘和平，君子勿听也。至于烦，乃舍也易，天以生疾。君子近琴瑟，以仪节也，非以心也。”元代的名医张子和在治疗情绪低落、颓废和不自信的病人时，常请艺人来唱歌伴舞来调节他们的情绪，并在针灸时请艺人边演奏边唱歌来转移病人的注意力。古埃及的巫师则利用祈祷和吟唱来减轻孕妇分娩时候的痛苦，而且这种方法非常有效，祈祷和吟唱也被称为是“灵魂的医生”。《圣经》中的《旧约全书》中也曾记载过大卫通过演奏竖琴为所罗门王治病的故事。

在电影《肖申克的救赎》里面有一个情节是安迪在狱长办公室里给大家放莫扎特的乐曲，那些没有接触过音乐的人听了以后，变得非常的享受。而音乐就是这样一种可以长久净化人的心灵、陶冶人的情操，从而让人变得高尚的东西。对于那些失眠的人来说，音乐的魅力可以得到更加有力的扩张。如果你失眠了，不妨来试一试吧！

有很多的心理学家分析，失眠就是一种奇怪的情绪在做祟。作为一门艺术，音乐能给人们巨大的精神享受。这时候如果来一段旋律轻柔、乐音委婉的音乐，营造出一种安然的气氛，会很好地帮助失眠者克服不利于睡眠的因素，这也是很多心理学家治疗失眠时经常运用的一种方法。音乐可以使充满活力的朝气重新恢复，使体内积压的压力与倦怠彻底地排遣出来。

人类具有丰富的情绪和情感，除了喜、怒、忧、思、悲、恐、惊外，还有平静、轻松、愉悦、喜欢、爱慕、崇拜、嫉妒、敌意、孤独、空虚、渴望、依恋等情绪。还会因为外界情况的变化，存在极其微妙、细腻和复杂的情绪变化。例如，在日常生活中，当人们看到美好的东西，得到所喜欢的人的宠爱的时候，自然会产生愉快情绪；而当自我发展受阻，被打击、批评、辱骂的时候，自然会产生郁闷、生气和愤怒的情绪。科学家将情绪分为正性情绪和负性情绪，当客观事物符合并满足人的某种需要时，就会表现为愉快、喜悦、满意和幸福，这就是正性情绪；当个体的需要受到阻碍得不到满足时，就会表现为沮丧、失望、悲哀、抑郁、焦虑和愤怒，这就是负性情绪。

不同的情绪状态会使人产生不同的身心状态。在适宜的正性情绪的影响下，机体神经—内分泌—免疫系统和心血管、消化系统等功能可保持良好状态，这时候就是有益于健康的。但是长期的负性情绪如抑郁和焦虑、失眠，会使人产生疲劳无力的感受，工作和学习效率低下不说，还会对生活和工作失去兴趣，严重者就会引发睡眠障碍、疼痛、消化功能失调等症状，甚至导致心理或躯体疾病。

在这么多的艺术表现形式中，没有哪一种艺术能够像音乐一样，可以这么准确而又细致入微地描述人情绪活动的微妙变化，能够直接、迅速、灵敏地作用于人的情绪活动。这句话说起来很书面，但是要表达的意思是很多人伤心的时候会在音乐中产生共鸣，开心的时候同样可以在音乐中找到共振。阿炳的《二泉映月》会让人感到悲哀，贝多芬的《命运交响曲》开始几小节中你分别会体验到紧张、震撼和威胁的感觉，而莫扎特甜美的音乐却能使人获得平静而愉悦的情绪体验。

专家推荐

镇静安神的曲子：《塞上曲》、《春江花月夜》、《平沙落雁》、《仙女牧羊》、《小桃红》、《姑苏行》和泰勒曼的《餐桌音乐》、莫扎特的《嬉戏曲》、《快乐的啰嗦》、穆索尔斯基的钢琴组曲《国画展览会》，以及莫扎特套曲等。

消除疲乏的曲子：《假日的海滩》、《矫健的步伐》、《锦上花》，以及维瓦尔第的大提琴协奏曲《四季》中的《春》、德彪西的弦乐组曲《大海》和海顿的组曲《水上音乐》、《娱乐升平》、《步步高》、《狂欢》、《金蛇狂舞曲》以及比才的《卡门》、贝多芬的交响曲《命运交响曲》、博克里尼的大提琴《A 大调第六奏鸣曲》、《金水河》。

消除焦躁不安的曲子：巴赫的《幻想曲和赋曲》（G 小调）、圣一桑的交响诗《死亡舞蹈》和斯特拉夫斯基的芭蕾舞组曲《火鸟》的第一乐章、《塞上曲》、《春江花月夜》、《平河落雁》、《仙女牧羊》、《小桃红》、巴赫的幻想曲和赋格曲《b 小调弥撒曲》、肖邦和施特芬斯的圆舞曲等。

舒心的曲子：《平沙落雁》、《春江花月夜》、《雨打芭蕉》、《姑苏行》、《江南好》以及小提琴协奏曲《梁祝》中的《楼台会》、《化蝶》、《江南好》、《春风得意》、《啊，莫愁》、《蓝色的多瑙河》、《意大利协奏曲》。

调整精神萎靡、情绪忧郁及沮丧者的曲子：《喜洋洋》、《步步高》、《金蛇狂舞》、《采茶扑蝶》、《娱乐升平》及轻音乐《欢乐的天山》。国外名曲有莫扎特的《第四十交响乐》（B 小调）、西贝柳斯的《忧郁圆舞曲》和格什文的《蓝色狂想曲》第二部分、《春天来了》、《啊，莫愁》、莫扎特的《第四十交响曲 g 小调》、格什文的《勃鲁调式狂想曲》。

增强自信的曲子：贝多芬的第五钢琴协奏曲《皇帝》（降 E 大调）、瓦格纳的歌剧《汤豪金》序曲和奥涅格的管弦乐《太平洋 231》等。

舒缓压力的曲子：艾尔加《威风凛凛》、布拉姆斯的《匈牙利舞曲》

解除忧郁的曲子：莫扎特的《第四十交响曲 B 小调》、盖希文《蓝色狂想曲》组曲、德彪西的管弦乐组曲《海》、《喜洋洋》、《春天来了》、《悲痛圆舞曲》（西贝柳斯）、《b 小调第十四交响曲》（莫扎特）。

缓解悲伤的曲子：柴可夫斯基的第六号交响曲《悲怆》、海顿的清唱剧《创世纪》、贝多芬的第五交响曲 C 小调《命运》第一乐章等。

便秘时听的曲子：听莫扎特的《小步舞曲》、肖邦的《马祖卡舞曲》。

头痛时听的曲子：听格什文的《一个美国人在巴黎》、贝多芬的《A 大调抒情小乐曲》。

癔病患者听的曲子：听贝多芬的《田园交响曲》、门德尔松的《仲夏夜之梦》。

神经衰弱患者听的曲子：听比才的《卡门小组曲》、李斯特的《匈牙利狂想曲》。

振奋精神时听的曲子：贝多芬的交响曲《命运交响曲》、博克里尼的大提琴《A 大调查第六奏鸣曲》。

频繁上网会影响睡眠

梁超在网络游戏中找到满足感，对网络的使用和游戏有强烈的渴求和冲动感。迷上游戏后，梁超与同事、朋友交流减少，性格变得内向，不时有自卑感。经他父母劝告，一段时间内停止网络游戏，但出现周身不适、心烦易乱、易激动、上课注意力不集中、睡眠障碍等反应，后又再次沉迷网络和游戏，网络已经成为其逃避问题或缓解不良情绪的途径。

近期国内的一项调查显示，频繁上网会影响睡眠。专家强调睡眠前上网，大量的信息很容易引起大脑兴奋，延迟入睡时间，影响睡眠质量。如果睡前玩网络游戏、看刺激性图片和电影，还可能引发各种离奇古怪的梦。

睡眠时生长激素的分泌量增多，如果睡眠不足的话，生长激素的分泌不足会导致免疫力下降，使患病机会增多。此外，睡眠不足还会导致精神不集中、记忆力减退、工作效率降低等，长期睡眠不足甚至可以导致情绪不稳，出现心理问题和精神疾病。

大阪大学菅沼仲盛博士和同事对 5 875 名日本人进行了两次网上调查，一次询问他们对睡眠的自我感觉，一次了解他们睡前使用电子媒体的情况。调查显示，29% 的轻度使用者（少于 1.5 小时）、40% 的重度使用者（1.5 小时至 3 小时）和 54% 的过度使用者（3 小时以上）认为使用电子媒体是导致其睡眠不足的潜在原因。该调查结果显示，接受调查者在睡前上网或看电视的时间越长，就越有可能表示睡不够，哪怕实际睡眠时间与睡前较少用电脑或看电视的人一样多，他们也还是会觉得困倦。

但是，睡前长时间上网和看电视的人，实际睡眠时间未必少。过度使用者在电脑或电视屏幕前的时间要比轻度使用者平均多 3 个小时，但前者的睡眠时间比后者平均只少 12 分钟。调查还发现，上网比看电视更容易让人自我感觉睡眠不足，各个年龄段的上网者都是如此。

专家推荐

年轻人放松自己的方式有很多种，可以用更健康的方式代替上网，让人更能轻松入睡。这里介绍一种放松的办法——放松心理操。其操作步骤如下：

一、放松姿势训练

1. 平躺，可以根据实际情况，选择床上、躺椅、地面等地方。双腿伸直，微微分开。如果感到不舒服，双腿可以稍做弯曲的姿势。如果头不舒服，可以在颈下放置枕头或类似的物品。如果背不舒服，可以放置一些衣

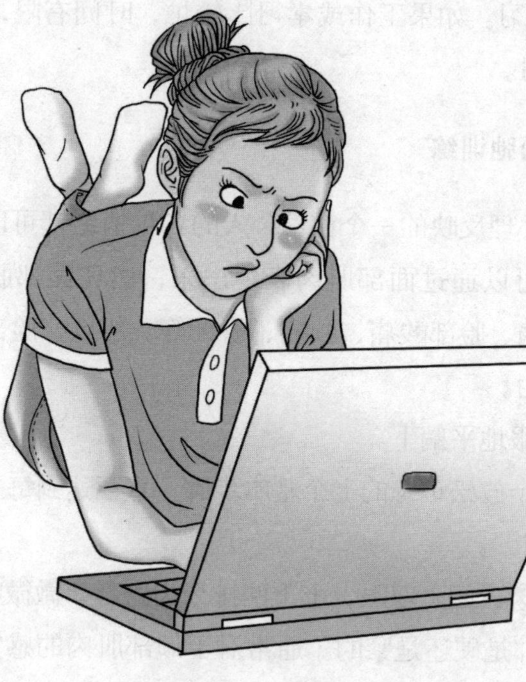

物等，让自己变得舒服。

2. 手部放松，将手臂自然放在身体两侧，双手离开身体约有 13 ~ 16 厘米的距离，手掌向下；或者将双手自然置于腹部，肘部贴于地面。

3. 腿部放松，自然闭上双眼，既不要过于紧张，也不要过于松弛。

4. 呼吸节律，注意呼吸过程中胸腹部发生的各种变化。其一是注意呼吸引起的规律性变化，吸气时，胸腹会微微鼓起；呼气时，胸腹部会微微收缩。其二是注意呼吸过程中的非规律性变化，如某些特殊的变化等。

5. 放松腹部肌肉，稍稍深一些吐气，但不能用力过大。使腹部与肋骨间的呼吸肌更多一些轻松。

6. 释放重量，稍稍深一些吐气，让自己身体的重量全部释放在椅子上、地板上或床上，让自己感觉到很轻盈。

7. 放松神经系统，当你留意自身的呼吸节律时，神经系统也会慢慢降低其兴奋水平，产生一种安静的感觉。

要达到放松的目的，每天要坚持练习 2 次，每次做 10 ~ 15 分钟，连续 2 个星期不间断地练习。如果工作或学习比较忙，时间有限，可以在刚醒或者临睡前进行练习。

二、脸部肌肉松弛训练

脸部肌肉是人心理反映的一个窗口，人的各种情绪都可以从面部肌肉表现出来。压力也可以通过面部肌肉表现出来，出现面部肌肉紧张等状况。它可能导致头痛、脸部酸痛、颈痛、磨牙等。所以，脸部肌肉松弛训练可以缓解人的压力。

1. 先让自己舒服地平躺下。

2. 重复做第一个放松训练的七个基本步骤，直至达到每一步骤的训练要求为止。

3. 松弛颌部肌肉。闭上双眼，上下两排牙齿密合，微微咬紧牙关，然后用手检验一下颌部是硬还是紧的。通常对于颌部肌肉的感觉有两种基本的方法，一种是直接通过肌肉去感觉，体会出颌部的紧与硬；另一种是借助于手的抚摸去感受外部肌肉状况。双手放置在脸上，从口角开始向后直至耳部，轻轻按压颌部，每一个地方都不要遗漏。然后使颌部肌肉放松，通过手指和肌肉的自我感觉去体会肌肉的紧张和放松，直至最终消失。

4. 松弛前额肌。首先，用力皱起眉头，注意看额头出现的 T 信号（即紧张信号，下同）。如果 T 信号很多，就可以用手指去感受。其次，努力使前额肌肉处于放松的状态，不要皱眉，用手指按摩。前额肌肉与脑后部的肌肉是连在一起的，前额肌肉的紧张会引起相连的肌肉发生变化，引起头痛、颈痛以及头顶部的紧张感。如果现实生活中压力过大，就可以通过放松前额肌肉的方法来减轻或消除压力。

5. 松弛眼部肌肉。首先，用力紧闭双眼，使眼部肌肉达到一定的紧张度，同时让整个面部肌肉都处于紧张状态，甚至身体的其他部位也处于紧张状态。然后，让自己处于放松状态，直至 T 信号从脸部及全身消失。眼部肌肉的练习时间为 30 秒至 2 分钟。

当一个人面对外界压力时，眼外肌可能会发生一定的紧张变化，从而使整个神经系统也处于紧张状态。学习放松眼部肌肉法，可以有效地缓解神经系统的紧张程度。

6. 松弛口部肌肉。首先试图使口部肌肉处于紧张状态，如闭双唇，咬紧唇部，或者做出与紧张有关的奇怪动作。然后，使口部肌肉放松。

三、放松肩膀与肩部肌肉

肩膀与肩部肌肉在压力状态下，会变得紧张，放松肩膀与肩部肌肉就可以缓解大脑的疲惫，使它处于放松状态。

1. 按训练 1 的基本要求，平静、放松地坐在椅子上或躺在床上。

2. 重复训练，使面部肌肉、手及手臂处于放松状态。

3. 按压大腿，用手稍用力压大腿两侧，会感到有来自手和手臂的紧张感，这时候前胸和肩膀就处于紧张状态。

4. 重复前一个步骤，注意体会肩膀后部肌肉的紧张度，肌肉紧张通常是从肩胛骨一直到上臂顶端。

5. 做耸肩动作。注意从肩胛骨到头部的肌肉紧张度，然后使自己放松，将肩膀放下。

6. 将肩膀尽可能地向后推移，注意从脊柱到肩胛之间，以及肩胛到上臂顶端之间的肌肉紧张感。

四、放松颈部肌肉练习

颈部肌肉是一个较难进行训练的部位，而这一部分肌肉与紧张存在着直接的联系。放松颈部肌肉可以有效地缓解压力带来的紧张感。

1. 以放松的姿势坐或躺，重复前面的训练，直至脸部、手、臂、胸、肩以及肩以上的肌肉处于放松状态。

2. 将双手交叉放在头部的下面，头用力向后压，会感到手背及颈部的肌肉紧张，而且此种紧张可能会一直向下延伸到背部。保持这种姿势数秒，然后使自己放松，肌肉松弛，手自然地放在枕部，颈部不再有紧张感。数分钟后，再重复此动作，但要注意力量要比第一次小，再使自己处于放松状态，完全放松颈部肌肉。

3. 以基本姿势坐或卧，然后轻轻地抬起头颈，会感到颈前部和两侧逐渐变紧，此种紧张可以逐步蔓延到腹部。保持数秒后，就会产生紧张感。然后，再使自己放松，放松肌肉，释放紧张感，使头部的重量重新置于枕上。

4. 保持正确的姿势。一个人的下巴应当与身体的中线呈一条直线，注意下巴应与身体呈自然状态。下巴既不要过于突出，也不要过于后缩。良好的姿势对于身体来说本身就是一种放松。

5. 合理耸肩。在日常工作与生活当中，人们往往不注意地耸肩，这本身也会造成颈部肌肉紧张。一旦发现自己处于耸肩状态，应当及时进行调整，适当放松自己，使肌肉获得松弛。

6. 左右摇动头部。可以根据现时的情况，做顺时针或逆时针的头部摇动活动，促进颈部肌肉的血液循环，从而缓解肌肉的紧张与压力。

五、放松背部下方及腹部肌肉

背部下方及腹部肌肉与其他部位肌肉是密切相关的，放松这一部位，也可以缓解来自其他部位的压力。

1. 以平静、放松的姿势坐或卧，重复做前面的训练，直至这些部位放松。

2. 用力拱起背部，保持一段时间，直至感到背部肌肉紧张。然后，再使自己处于放松状态，将腰部重新放回到原来的位置。

3. 发现最轻微的紧张，可以将背部拱起一点点，直到体会到最轻微的紧张，然后使自己放松。

4. 坐在有靠背的椅子上，将双手放在大腿上。数分钟后，将身体坐姿加以调整，以又高又直为其特征。约 20 秒后，注意从背部开始出现紧张，身体其他部位也逐渐会出现紧张感。然后再回归到自然的坐姿上面，脊椎重新有了弯曲，身体的重量由臀部负担，大腿肌肉放松，压力解除。

5. 收腹，检查腹部肌肉的紧张程度，然后再放松腹部使肌肉紧张度下降。

运动过量也会失眠

王小姐非常喜欢运动，她单位有个同事老是失眠，王小姐就劝她要多做做运动："身体累了，自然就想睡了。"可同事说这方法自己试了，根本行不通。王小姐不信，于是决定自己用行动来证明运动治疗失眠这个真理。可最近两周，王小姐竟然也失眠了，而失眠的原因竟然是因为自己玩命健身。王小姐运动的时间安排在晚上7：30～8：30，而且运动量很大，运动完一般已经是晚上9点多，上床休息连说话都觉得累。可是，真正躺下来，想睡觉也不容易。脑子不停地飞速运转：健身房的教练、单车，以及自己疯狂运动的身影……翻来覆去地在脑海里转悠，挥之不去。

很多中医和心理学家都建议那些失眠的人可以多参加一些运动，适度的运动可以缓和交感神经系统，加快血液循环，促进新陈代谢，促进神经、体液的调节。在这个过程中，各系统的机能，包括主管睡眠的神经系统都得到了增强。人心情也变得愉快，可以说运动是改善睡眠障碍的良方。虽然这种治疗方法见效比较慢，但只要长期坚持，增强自身体质，一般都能从根本上改善睡眠状况。

王小姐运动后失眠的原因可能有两个：一是睡前运动太过于剧烈；二是运动量太大，全身肌肉酸痛，心理过度紧张。王小姐这种情况就是典型的运动失当。通过运动改善睡眠有很多需要注意的事情，要因人而异，每个人的身体状况是不一样的。要先对自己的身体做一系列的检查，测定血压、心率是否正常，健康状况如何，心血管是不是存在什么疾病。这个检查非常必要，是为了避免在运动中出现什么不必要的伤害，还可以做一个

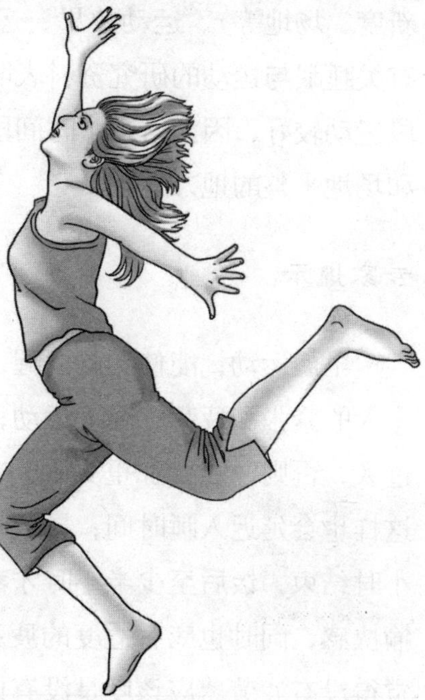

体质测定，以确定你的体力状况。

都准备好以后，可以根据测定的结果制订适合自己的运动计划了。如果自己不放心还可以咨询这方面的医生，了解具体情况。

计划主要包括以下几个方面：

一、选择运动项目

要选择自己熟悉的运动项目，不熟悉的项目可能会伤到自己。这些运动要以有氧运动为主，比如说快走、跑步、游泳、自行车、健身操、跳绳、踢毽、瑜伽、登山和球类等。年轻和身体好的人，也可以选择强度比较大的无氧运动项目。

二、选择运动量

运动量主要包括运动强度和运动数量。运动强度一般以运动后的即刻心率来评定，应当为：（220－年龄）×60%～（220－年龄）×85%次/分钟的范围内。运动量以距离、次数和时间来评定，要根据自己的年龄和身体状况调整。刚开始的时候运动量要比较小，身体适应后再考虑慢慢提高运动量。每次运动30分钟以上，准备活动和整理活动最少5分钟以上。

三、运动次数

有条件的人可以每天一次。实在没有时间的，也最好争取隔日一次，因为两次运动相隔的时间越长，累积的效果越差。

四、运动时间

这就要因人而异了，根据自身的身体状况、环境条件（温度、空气清新度、场地等）、运动效果、运动者自身的时间限制等来综合决定。根据有关睡眠与运动的研究资料表明，早晨、上午9～10点、下午4～5点的时段运动较好，因为这三个时间段空气相对新鲜。此外，应选择在环境安静和场地平整的地方运动。

专家提示

早晨运动，能使头脑清醒，学习、工作效果好；下午运动，可以消除一天的紧张和疲劳；晚上运动，最好在睡觉前一小时结束，且运动量不宜过大，否则往往会加重失眠。有的人躺下半小时睡不着，就又起来运动，这样也会延迟入睡时间，导致睡眠时间不足。另外，运动至少要在饭前半小时结束，饭后至少半小时才考虑开始运动。运动完后，身体既要有轻松愉快感，同时也应有适度的疲劳感（指半小时左右能恢复体力者）。如果觉得没有疲劳感应该就是没有什么提高，这样效果也不会明显。

拟定运动计划后，要循序渐进地实施计划，不能指望着一口吃成胖子。一般人需要四周以上的适应时间，适应后要坚持下去，这样才能取得良好的效果。

长期饮酒可致慢性失眠

张先生听一位朋友说晚上睡前喝杯酒能够促进睡眠，他照此行事，自我感觉效果还不错。张先生平时就喜欢喝点酒，把自己的爱好与治疗睡眠联系起来自然感觉是件好事。据了解，喝酒能有效促进睡眠这一观点在某些失眠人群中颇有市场，不少人还把这个作为治疗失眠的手段。可是一段时间以后，张先生发现他睡前喝酒越来越多了，而且每天早上起床后头痛、口干，非常难受。

饮酒应对失眠是一种非常不健康的方式。酒的主要成分是水和乙醇，现代医学认为，酒进入人体后，即可引起血管扩张，脑血管扩张后血流量增加，可使大脑兴奋，疲劳感消失。由于酒对味觉、嗅觉的刺激，可反射性地增加呼吸量和增进食欲。每日适量饮酒，可起到强心提神、助气健胃、消除疲劳、促进睡眠等作用。

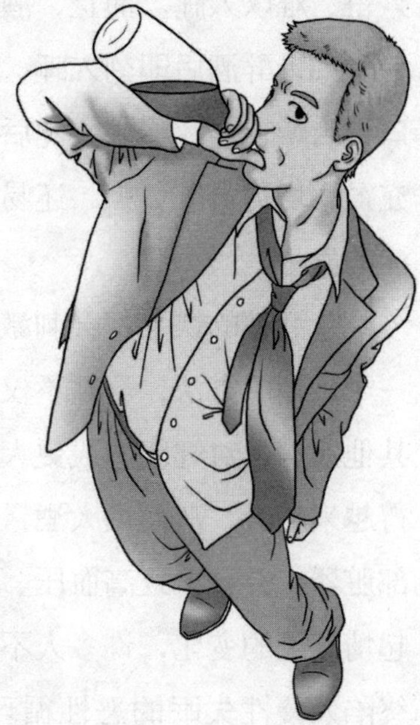

另外，白酒本身不含有其他营养成分。酒中所含的酒精，被吸收后在体内虽然也可以氧化供热，但是饮白酒后所感到的浑身发热，并非酒精供热的结果，而是在酒精的刺激下，微血管扩张，体表大量散热所致。由于饮酒后机体产热过多，使患者出现烦躁不安，由此而致患者难以入睡。

专家认为，长期大量饮酒的观点和做法是不可取的。饮酒虽然可暂时抑制大脑中枢系统活动，使人加快入睡，然而酒后引起的睡眠与正常生理性入睡完全不同，酒后入睡大脑活动并未休息，甚至比不睡时还要活跃得多。因而在酒后醒来的人们，常会有头昏脑涨、头疼等不适症状。并且由于睡眠时代谢缓慢，酒精中的有害物质容易积蓄，对健康极为不利。而且睡前喝酒虽然能加快入睡，但会使睡眠变浅，浅睡眠时间延长，中途醒来的次数也增多，使睡眠变得断断续续。酒精的作用是先使人昏昏欲睡，表面上似乎对睡眠有益，实际上却可能干扰睡眠。到了下半夜，酒精的作用逐渐消失后，就会引起失眠与多梦，使总的睡眠质量下降。所以睡前喝酒并不能增加总的睡眠时间，反而有可能使睡眠变浅，不利于睡眠。酗酒者容易导致更严重的窒息性失眠。

此外，因个人体质不同，对酒精的承受力和反应也不同。有的人喝了酒可能对神经元产生抑制作用，表现为昏昏欲睡；有的人喝了酒反而精神兴奋，难以入睡。而且，酒精被分解后产生乙醛，这是一种有害无益的毒素。如果醉酒后即刻入睡，乙醛在体内循环会导致一定程度的脱水，从而口干舌燥，导致醒来，此后会难以入睡。口渴后大量饮水不仅会造成膀胱充盈，增加肾脏负担，还易因夜尿频多而干扰正常的睡眠，从而造成失眠症的发生。

含酒精的饮品都会刺激大脑，损伤神经元。靠喝酒来医治失眠，不是一个长期的办法，这样不仅治不了失眠，还可能因此引起酒精依赖，导致其他疾病，对健康造成更大的危害。若长期睡前喝酒，对酒精的依赖会变得越来越大，从而增大酒量，而过量饮酒会直接损害心、脑、胃、肠等内部脏器，并会导致高血压、糖尿病等疾病的发生。另外，酒精依赖还会引起情绪上的变化，许多人不喝酒就感觉心里不舒服，不舒服就更想喝，最终陷入慢性失眠的恶性循环中，导致抑郁症、焦虑症、躁狂症等精神疾病。据调查显示，10 个慢性失眠者中，就有 1 个是酒精依赖者。

专家建议

长期饮酒的人对酒有一定的依赖性，可以以按摩的方式转移其注意力，以达到助眠的效果。按摩穴位可以预防失眠，从医学的角度来讲，睡眠与精神科和神经科有着密不可分的关系。从自身体会角度来看，在接受按摩后，身体的痛感消除，睡得很香。所以，身体状态不佳时，说不定按摩穴位是一种好办法。对解除失眠有效的主要穴位：背部主要有膈俞、膈关、郅阳、肚食、肾俞、膈食；胸腹部主要有鸠尾、巨阙、不容、期门、大巨、关元；头部主要有天柱、百会。中医认为："阴气盛则寐（入眠），阳气盛则寤（醒来）。"失眠或睡眠质量不佳的人睡前进行"足浴"，可促进心肾相交。心肾相交意味着水火相济，对阴阳相合有促进作用。阴阳合抱，睡眠当然达到最佳境界。

实践亦证明，热水泡脚是一种简便易行、效果可靠的自我保健良方。泡脚时，水温以 40～50℃，脚部感到暖和舒适为宜；水量以淹没脚踝部位为佳；双脚浸泡 5～10 分钟，为保持水温，可边洗边加热水。同时，用手缓慢、连贯、轻松地按摩双脚，先脚背后脚心，直至发热为止。这样，能使局部血管扩张，末梢神经兴奋，血液循环加快，新陈代谢增强。如能长期坚持，不仅有保健作用，还对神经衰弱引起的头晕、失眠、多梦等症状有较好的疗效。

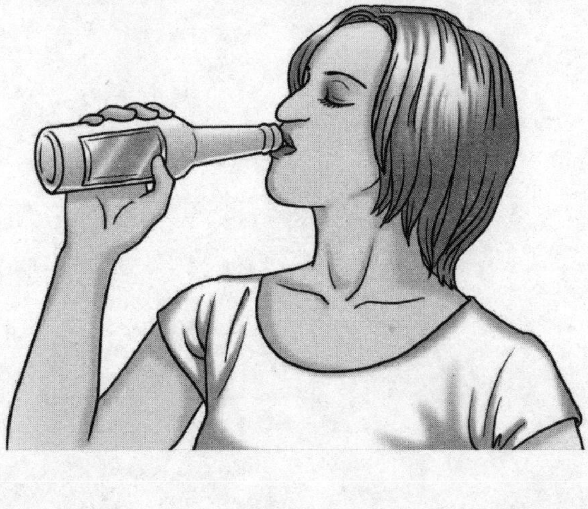

足部受寒邪，不仅影响双脚，还会影响内脏，引致胃脘痛、腹泻、行经腹痛、月经不调、阳痿、腰腿痛等

病症。尤其是脚还与上呼吸道黏膜之间的神经有着密切的联系，一旦脚部受凉，会引起黏膜的毛细血管收缩，造成血流量减少，人体抵抗力明显下降，极易引致上呼吸道功能异常，致病菌也会乘虚而入，兴风作浪，使人易患感冒、支气管炎等疾病。

古人认为：“人之有脚，犹似树之有根，树枯根先竭，人老脚先衰。”早在几千年前，就很重视对双足的锻炼和保养，并运用足部泡脚、足部按摩、中药浴足等方法来防治疾病。现代医学以及无数实践也证实，足疗的确实用可行。用热水进行足浴，无论是对安神助眠、祛病健身、延缓衰老，还是对足部污垢清洁，消除足部异味都大有裨益。

不良饮食习惯会严重影响睡眠质量

李欣慧是某服装制造公司的总经理，夜幕一降临，一向作风强悍、以女强人示人的她，哪怕是早早上床，强迫自己赶快入睡，都不能进入梦乡。李欣慧平时工作繁忙，一日三餐都没有固定的时间，有时间了晚餐就可以在家或在饭店正正经经地吃一顿，忙起来了一盒方便面就对付一餐。长期的饮食不规律让李欣慧的睡眠时间被迫缩短，她的睡眠质量差，身体日益消瘦。

在白领人群中，夜生活频繁、饮食不规律、吸烟饮酒等不良生活习惯，都成为睡眠发生障碍的因素。几乎人人都知道民以食为天的道理，但是某些上班族在生活、工作中并没有遵守基本生活习惯，这成为他们失眠的主要因素。

据一份调查显示，上海白领失眠率高达70%，这当中由于生活不规律造成的失眠占很大一部分比重。他们不仅不能从饮食中充分获得身体需要的东西，反而使身体健康受到了严重的损害。如果不好好地解决这个问题，失眠等不健康因素将一直跟随着这些白领。

油炸食品

例如早晨常吃的油条、油饼、油炸糕等，它们的方便、快捷、美味，非常符合紧张的上班族的胃口。吃的人在吃的同时根本不会感觉到大量的热量、油脂和氧化物质也被一同吃进了肚子里，这些东西破坏维生素，使蛋白质变性，经常进食易导致肥胖。这些食品在油炸过程中，往往产生大量的致癌物质，是导致高脂血症和冠心病的最危险食品。

腌制类食品

例如常常食用的腊肉、腊肠、酸菜、咸鱼、榨菜等。腌制食品口味独特，尤其是包装简单，便于携带，成为上班族的“忠实伙伴”。这些食品在腌制过程中，需要大量放盐，这会导致此类食物钠盐含量超标，经常食用使肾脏的负担加重，发生高血压的风险增高。还有，食品在腌制过程中可产生大量的致癌物质亚硝胺，经常食用这些食品导致鼻咽癌等恶性肿瘤的发病风险增高。此外，由于高浓度的盐分可严重损害胃肠道黏膜，所以常进食腌制食品者，胃肠炎症和溃疡的发病率较高。

加工类肉食品

例如常常在超市购买的肉干、肉松、香肠等等。这些是大家忙里充饥的典型食品。有些人认为简单包装的肉类食品既有营养，味道又极好。但是，好吃的食品不一定都是健康的，这些加工类肉食品就有一些潜在的致癌物品，如亚硝酸盐等。添加防腐剂、增色剂和保色剂等则会造成人体肝脏负担加重。火腿等制品大多为高钠食品，大量进食可导致盐分摄入过高，造成血压波动及肾功能损害。上班族尤其是年轻女性常常用当零食的饼干类食品代替早餐（不含低温烘烤和全麦饼干）。它们的主要危害是：食用香精和色素过多对肝脏功能造成负担，严重破坏维生素，热量过多、营养成分低。爱美的朋友们，为了身材和容貌尽量不要碰这些东西。汽水、可乐类饮料是我们常喝的东西，这些也同样在危害健康。它们的主要危害是：含磷酸、碳酸，会带走体内大量的钙；含糖量过高，喝后有饱胀感，影响正餐。此外，这些饮料含有大量热量很容易导致肥胖。大家不妨试试蔬果汁或干脆喝水，营养全面、美容养颜、保持身材、解渴排毒样样行。

方便食品

主要指方便面和虾条、锅巴等食品。这些小东西深得女性朋友或“工作狂”的欢心。它们属于高盐、高脂、低维生素、低矿物质一类食物，一方面，因盐分含量高增加了肾负荷，会升高血压；另一方面，它们含有一定的人造脂肪，对心血管有相当大的负面影响。加之含有防腐剂和香精，可能对肝脏等有潜在的不利影响。这些食品对于我们的身体而言只有热量，没有营养。

罐头类食品

包括鱼肉类罐头和水果类罐头。有些人认为罐头食品既有营养，食用又方便。其实不论是水果类罐头，还是肉类罐头，其中的营养素都遭到大量的破坏，特别是各类维生素几乎被破坏殆尽。另外，罐头制品中的蛋白质常常出现变性，使其消化吸收率大为降低，营养价值大幅度“缩水”。还有，很多水果类罐头含有较高的糖分，并以液体为载体被摄入人体，使糖分的吸收率因之大为增高，可在进食后短时间导致血糖大幅攀升，胰腺负荷加重。同时，由于能量较高，有导致肥胖之嫌。

话梅蜜饯类食品

主要指果脯等。这些食品中含有致癌物质亚硝酸盐、过高的盐分、防腐剂、香精。亚硝酸盐在人体内可结合胺形成潜在的致癌物质亚硝酸胺，香精等添加剂可能损害肝脏等脏器，过高盐分还可能导致血压升高和肾脏负担加重。

冷冻甜品类食品

如冰激凌、冰棒和各种雪糕也是垃圾食品。它们的主要危害是：含奶油极易引起肥胖，含糖量过高影响正餐。除了容易导致肥胖和影响食欲，冷饮还可能因为温度低而刺激胃肠道。

烧烤类食品

如烤羊肉串、烧鸡、烤肠、烤鸡腿等。许多人在结束了一天的紧张工作之后喜欢在晚上呼朋引伴聚一聚。尤其是夏天，这些烤制类食品成为这种场合的最爱，比如大排档、韩国烧烤等等。它们的主要危害是：含大量三苯四并芘（三大致癌物质之首）；1 只烤鸡腿相当于 60 支烟的毒性；导致蛋白质炭化变性，加重肾脏、肝脏负担。烧烤类食品的致癌率之高已经被证实，这也正是这类食物最可怕之处。

这些东西本身是没有罪的，但是常吃一定是要以健康的衰退为代价的。这当中，睡眠的减少会是令人无可奈何的结局。如果你是经常以上述食品为食的人，一定不要再犹豫了，请马上检查自己的食谱并注意自己的身体是否因此而产生疾病了。为了保障自己的身体健康和正常睡眠，最好是少食用吧。

专家建议

与其把时间和金钱花在对身体无益的不良食品上，不如给自己来个 SPA，既美容又有助于睡眠，可谓是一举多得。

将身体完全浸泡在 38～40℃加入了芳香植物精油的温水中，先让手松弛，轻轻浮在水面上。想象这种松弛上升到肘部，并沿着手臂、肩膀和背部上升到头部。水疗是 SPA 最普遍的形式，是一种集合了香薰、精油、泡浴、按摩、日常皮肤护理、花茶与音乐为一体的具有养生与美容功效的养颜方式。

在家中做 SPA 可以免去路程的麻烦，放松也会更彻底。但不同类型的皮肤应该选择不同功能的精油和护理用品，皮肤的类型可以通过专业美容机构的咨询和测试后确定。目前，很多的专业美容院都可提供这项服务。

夜生活丰富会严重导致失眠

都市夜生活是丰富多彩的。当西下的夕阳把夜的帷幕徐徐拉开之时，劳累一天的人们总是喜欢享受这大自然赐予的美好时光。特别是双休日，为夜生活提供了更长的时间，忙碌了一周的人们总是根据自己的志趣和爱好去选择不同的娱乐方式，去尽情享受这美妙的时刻。然而，有些人却由于过度迷恋娱乐，忽视休息，结果导致睡眠障碍等疾病，这样的例子屡见不鲜。

美国统一医学协会联合美国脊椎指压治疗教育研究会曾经实施了一项针对亚洲人的睡眠现状调查。调查负责人哈佛大学医学院博士安东尼在上海透露，针对近5 000 名28 至38 岁上海职业人群的样本访谈显示，75% 的人曾经或正在遭受睡眠“折磨”。专家表示，除了职业压力，喜欢夜生活和睡觉习惯也是导致上海职场人睡不好的主要原因。

在这里要提醒那些长期过夜生活的人一定要对失眠引起足够的重视，否则长此以往，毕竟会是以健康为代价的。丰富的夜生活会让人吃进过多的食物，在不知不觉中增加身体的负担，让自己不能安睡。食物大多要经过胃部的消化来吸收，如果经常在夜间进餐，胃肠道得不到必要的休息，就有可能对胃黏膜造成损害。而且，夜间睡眠时，吃的夜宵长时间停滞在胃中，就会促进胃液的大量分泌，对胃黏膜造成刺激。久而久之，易导致胃黏膜糜烂、溃疡，抵抗力减弱。如果食物中含有致癌物质，例如常吃一些油炸、烧烤、煎制、腊制食品，长时间滞留在胃中，更易对胃黏膜造成不良影响，进而导致胃癌。另外，如果夜宵摄入的食品过多，胃部过饱，就会引起胃鼓胀，从而对周围器官造成压迫。胃、肠、肝、胆、胰等器官把所受到的压迫传送给大脑，这就会使大脑活跃，并扩散到大脑皮层其他部位，从而诱发失眠。

要想防止夜宵对身体的损害，就要尽量避免吃夜宵，尽量把工作按时完成，不加夜班，尽量避免深夜的交际与应酬。如果实在是工作需要，晚上确实需要补充营养，最佳选择是碳水化合物食品，它是为人体提供热能的三种主要营养素中最廉价的营养素。日常生活中碳水化合物的主要食物来源有：蔗糖（如白糖、砂糖和片糖），谷物（如水稻、小麦、玉米、大麦、燕麦、高粱等），水果（如甘蔗、甜瓜、西瓜、香蕉、葡萄等），坚果（如核桃、松子等）、蔬菜（如胡萝卜、番薯等）等。

专家提示

下面这几种娱乐方式要尽量避免：

一、常看“通宵电影”

近年来，在不少城市流行“通宵电影”，由于很多公司实行双休日，所以光顾“通宵影院”的人有增无减，但是长期下去，相当一部分人就会导致睡眠障碍。这是因为看“通宵电影”的人，体内的生物钟会受到干扰，神经系统的功能会发生紊乱，从而出现头昏脑涨、失眠多梦、胃口不佳等症状。中老年人看“通宵电影”的危害就更大了，由于过度疲劳，或者影片情景扣人心弦，很容易就导致失眠、多梦，诱发心脑血管急症，甚至导致睡眠中猝死的情况发生。

二、彻夜打扑克、打麻将

打扑克、打麻将是很常见的娱乐方式，它有益于调节精神、解除疲劳。但不排除有相当一部分人玩得入迷成瘾，这样有损于身心健康。酷暑盛夏，扑克迷经常是围坐在路灯下，通宵达旦地玩起来；冬去春来，麻将桌前，灯火通明，严重影响了人们的休息和睡眠，扰乱了饮食起居的正常规律，从而导致机体抵抗力下降，这样很容易受到各种病毒、细菌的侵袭而致病。另外，这样还会造成人体植物神经功能紊乱，出现头晕目眩、心悸、失眠、多梦、记忆力下降等症状，给人们的身心健康带来不良影响。

三、迷恋于舞场

舞蹈是一门舒情畅志，有益身心健康的艺术。许多舞姿动静结合，刚柔相济，能促进血液循环，解除一身的疲乏，有利于休息和睡眠。所谓过犹不及，有些人过于痴迷舞厅，他们不知道长时间大活动量跳舞，如在跳迪斯科舞时，强烈晃动的五彩灯及震耳的伴舞乐，可能损伤人的视力和听力。反复长时间地处于这样的环境之中，会使大脑兴奋和抑制功能失调，从而产生失眠、神经衰弱，这应当引起注意。

四、狂饮暴食

我国是一个美食大国，人们对吃有不少讲究。面对丰盛的晚餐，亲朋好友聚会兴致倍增，赛酒罚酒，喝他个一醉方休。但是你知道吗？这样会由于饮食过多、胃部难受而影响到睡眠，并且睡着了也会做梦，还可能诱发急性胰腺炎、急性心肌梗塞等疾病，严重者可导致夜间猝死。

除了上面讲到的几种常见的夜生活方式，有的人还是忠实的球迷，习惯在午夜的时候看球赛直播，将自己的激情和火热释放在万籁俱寂的夜里。但长时间看紧张激烈的球赛者，因为大脑过度兴奋很容易造成失眠，还易诱发不少疾病。另外，有的人习惯躺在床上言谈欢笑，本来可能开始打瞌睡了，结果越讲越兴奋，最后睡意全无。这样的兴奋会使中枢神经系统兴奋导致失眠。

好的生活方式可以影响人的一生，想要好的睡眠，就应该摈弃这些不良的夜生活，让夜晚变得安静和祥和。

缺少性生活的人容易失眠

影响失眠的因素有很多，有一种可能是很多人常常忽略的，也可能是不好意思说出口的，那就是性生活。很多时候男人彻夜不眠，女人也会出现失眠症状，这是为什么呢？专家研究发现，原来，性生活没有了，女人也会失眠。

美国生理学家曾经做过大量调查，发现性生活不完美是一些人失眠的重要原因。当一个人正处于性欲旺盛时期而又长时间得不到发泄时，神经系统便处于高度亢奋状态，焦虑、烦躁，于是失眠便接踵而来。

这一点在女性身上表现得尤为突出。这主要是因为，男女性欲产生、性高潮和性欲消退在时间上都有很大的差异。男性的性欲能很快激发，并可以在整个性交过程中很快地达到性高潮，性高潮过后性欲又可以很快消退。因此，男性一旦达到了性高潮——哪怕是自慰之后，也很快就可以安然入睡。女性却不

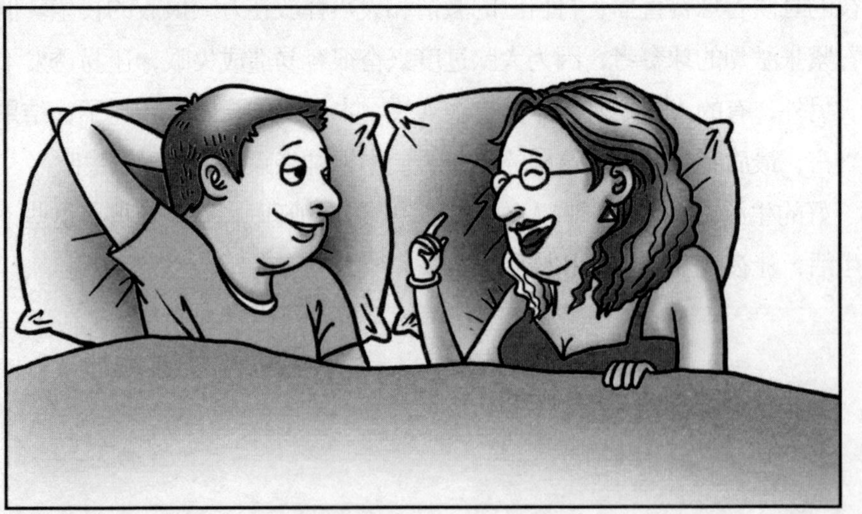

是这样。女性的性欲要有一个较长的发动过程，“平台”期也较长，即使达到了性高潮，性欲的消退相对来说也是比较缓慢的。所以女性在性交过程中比男子更难达到完美和谐的程度，也正是因为这样，女性就更容易失眠。

因此，美国心理学家得出结论，缺少正常的性生活或性生活不和谐是女性失眠的一个很重要的原因。

可见，完美和谐的性生活对睡眠有促进作用。热情奔放的性行为之后，紧张激动的身躯会完全放松，肌肉也可以在疲倦中得以舒展。男人和女人需要共同享受性生活带来的美妙体验，然后再同衾共枕，进入梦乡。

专家建议

情侣、夫妻之间谈论这个问题时，可以坦白地告诉对方，比如说自己喜欢什么样的姿势、什么时候最有感觉等。在这方面，专家建议女士们可以多去尝试一些新的东西，这样有益于增进双方的感情。不论是男性还是女性要适当提出自己的“性”福要求，让自己的身体和心情都得到及时的放松，这样不仅有助于睡眠，更有助于增强两个人之间的感情，让夫妻生活更和谐。

睡眠小贴示

八种水果助眠

一、香蕉

香蕉中含有能让人远离忧郁情绪的维生素 B_6 和使人精神愉悦的5-羟色胺物质，可以有效地使人远离忧郁症状，促进睡眠。

二、奇异果

一项最新的研究表明，每天食用两颗奇异果，就可以将睡眠品质提高百分之四十。睡眠障碍的产生与中枢神经过度唤起、交感神经过度兴奋或是与压力导致荷尔蒙大量分泌有关。奇异果中含有丰富的钙、镁及维生素C，有助于神经传导物质的合成与传递。此外，它还含有其他水果中极为少见的钙质，具有稳定情绪及抑制交感神经的作用。

三、苹果

据现代生化分析，苹果富含糖类、果胶、蛋白质、苹果酸、奎宁酸、柠檬酸、酒石酸、胡萝卜素、维生素B族、维生素C、钾、锌、铁、磷、钙等多种元素。芳香成分中醇类含92%，羰类化合物6%。苹果浓郁的芳香对人的神经有很强的镇静作用，能催人入眠。

四、葡萄

最近有研究证实，葡萄对改善失眠有很好的作用。其原因在于，葡萄中含有能辅助睡眠的物质——褪黑素。褪黑素是大脑中松果腺分泌的一种物质，其与睡眠之间有着密切的关系。晚上是褪黑素分泌旺盛的时期，预示着即将要睡眠了；早晨是褪黑素分泌最少的时候，也就是该睡醒的时间了。所以，它可以帮助调节睡眠周期，使不正常的睡眠情况得到改善。专家还说，葡萄酒中由于含有抗氧化剂和酒精，其所含有的褪黑素含量可能更高一些，更有助于睡眠。

五、大枣

大枣中含有蛋白质、糖、维生素C、钙、磷、铁等有益物质，具有补脾安神的作用。晚饭后用大枣加水煎汁服用或与百合煮粥食用能加快入睡时间。

六、荔枝

性温，味甘酸，具有滋养益心、填精髓、养肝血、止烦渴、益颜色、解毒止泻等功效，适用于失眠、身体虚弱、病后津液不足、胃寒痛、疝气痛、痘疹、淋巴结核等病症。《本草纲目》中说荔枝能够通神益智，被人们誉为安神益寿之果品，是失眠者食用之佳品。

七、桑葚

性微寒，味甘，具有养血滋阴、补益肝肾、祛湿解痹、聪耳明目等功效，适用于治疗病后体虚、贫血、自汗、盗汗、闭经、便秘、风湿性关节痛、遗精、须发早白、肺虚干咳、阴虚潮热及醉酒等。《随息居饮食谱》中记载，桑葚有安魂镇神之功。《本草纲目》中记载，桑葚有安魂镇神之效。现代研究表明，桑葚能提高T细胞的数量及增强T细胞功能，起到调节免疫的作用。

八、橙子

橙子中的维生素C含量很高，一直都是很多人爱吃的水果。雌激素会使胆固醇更多地聚集在胆汁中，导致其中胆固醇浓度过高而形成结石。橙子中的维生素C可以抑制胆固醇在肝内转化为胆汁酸，从而使胆汁中胆固醇的浓度下降，两者聚集形成胆结石的机会也就相应减少。

每天喝3杯橙汁可以增加体内高密度脂蛋白（HDL）的含量，从而降低患心脏病的可能性。橙汁内含有一种特定的化学成分即类黄酮和柠檬素，可以促进 HDL 增加，并运送“坏”的低密度脂蛋白（LDL）到体外。

现在，知道了长期失眠吃什么水果，广大失眠患者也该放弃手中的药瓶了。而且通过水果来助眠可以在促进睡眠的同时达到补水、美容、调节身心的作用，是一举多得的良好饮食习惯。

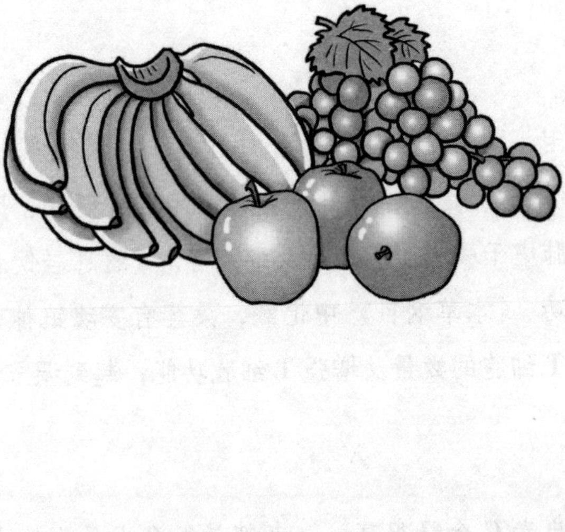

第六篇
压力让睡眠不再安宁

金钱，可以买“床铺”，但不能买“睡眠”。

——萨克雷

压力在一定程度上对我们的生活还是有帮助的，当然，这要把握好尺度。忙碌的现代人，因为激烈的竞争早已经习惯了巨大的工作压力，为之付出的代价就是无限制地压缩自己的睡眠时间。但是过劳死，也随着失眠人数的增加而成为世人一点都不陌生的词汇。当关于过劳死的报道充斥耳边的时候，当压力逐渐成为人类睡眠第一“杀手”的时候，摆在我们面前的道路只有一条，那就是：只有战胜压力才能获得好的睡眠。

工作压力是失眠的罪魁祸首

白领小赵是一个公司的会计，每天就是跟那些数据打交道。就在前几天，老总要她汇总一部分重要的数据。在她焦头烂额地忙了半天，眼看就要有些眉目的时候，公司的计算机系统出了问题，一眨眼的工夫，自己费了九牛二虎之力后汇总的数据就消失不见了。当时小赵很有一种一头撞死的冲动。这边老总还在着急催，小赵真的觉得自己快要崩溃了！她说："我几乎天天晚上都失眠，这种感觉太可怕了，简直都要崩溃了！"

经常失眠，并由此而引发头痛、精神恍惚等症状的人并不少见，"睡个好觉"成了许多人最大的梦想。而近些年来，因为工作压力大而存在睡眠障碍的人群正在逐年增多。

时代不断进步，科技日新月异，但现代人的工作压力与工作量却没有减少，只是工作形态从以劳力为主转变成了以劳心为主。随着1999年高校扩招拉开序幕，大学生的数量是急剧猛增，这也带来了很多问题，首要的就是就业压力变得越来越大。供大于求的时候，要想活得比别人好，就要多付出很多的东西。正是因为这样，很多人顶着巨大的生活压力来工作，想得越多压力越大。直接导致的后果就是自己变得越来越容易失眠，越来越焦虑抑郁。

根据英国心理健康慈善团体"Mind"的最新研究发现，影响现代人心理健康的主要原因依序是工作压力、寂寞和丧亲。他们对1 500位曾经捐款给"Mind"的人作了调查，其中61%的人认为工作压力使他们产生了忧郁、失眠的心理问题，59%的人认为寂寞最难以忍受，55%的人则认为失去亲友是生命中最难以承受的痛苦，而其他像身体上的创伤、人际关系、婚姻问题等都是影

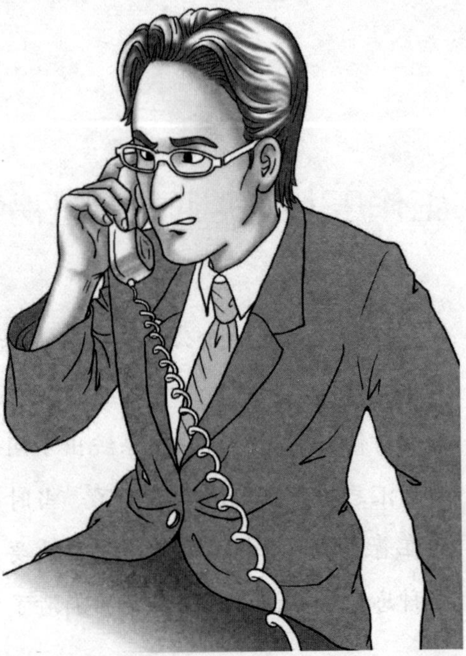

响心理健康的重要因素。

“Mind”的发言人同时表示，心理健康的问题在全世界日趋严重，可以想象这个世纪将会有越来越多的人为心理问题所苦。他同时也呼吁大家，唯有正视自己的心理问题，才能解决由它衍生出的种种诸如失眠的问题等。

无独有偶，前不久，国内某著名门户网站联合多家权威咨询机构与媒体针对职业白领的生活质量进行了调查。调查数据显示，北京、上海、广州等主要城市职业白领的心理压力指数长期居高不下。被调查者中73.8%的人认为工作、生活和情感的压力已经严重超过了自己的承受范围，直接影响了自己正常的学习和工作，在这里主要反应为失眠和抑郁。但更为严重的是，66.29%的被调查者表示自己根本就没有一套行之有效的缓解心理压力、管理情绪的方法。27%的人当他们心理压力沉重不想上班时，他们会用身体不舒服为由请假，而不会说出真正的原因。还有很多人不好意思向自己的同事坦白他们的心理困扰。所以，只能任由自己的失眠、抑郁变得越来越严重而束手无策。

这个调查同时也反映了另外一个问题，那就是压力大已经变成威胁职场人士身心健康、失眠抑郁的重要根源，缓解职场压力刻不容缓！

专家建议

职场人士要有良好的睡眠，就一定要正确认识并处理好工作压力，让自己每天晚上睡觉前都能“轻松”、“自在”。

一、对工作压力有清醒的认识

不要认为压力只是来自于外部世界，压力往往来自于内心。当意识到自己有工作压力时，不妨立刻停止手上的工作，给自己几分钟的时间，心里默念几遍："我不做，看能把我怎样。"这时大家会发现，情况并不像自己想象的那样糟糕，即使自己停下来，周围世界依然照样运转。

二、分清问题的轻重缓急

很多人都分不清问题的轻重缓急，他们的压力来自于把一些很远的或是很次要的事情都搬到眼前来做。月底才交的报告需要月初就开始写吗？当然，书写工作日志是为写工作报告做准备，不在其列。

三、不做完美主义者

很多工作压力大的人都是完美主义者，他们事事都要求尽善尽美，给自己列出一大堆问题。面临问题的时候，我们应该考虑一下这件事情的意义究竟有多大，然后再去做。

四、转移注意力

每天抽出一小段时间留给自己，用于聊天、听音乐或者是锻炼身体，这些都是舒缓压力的好办法。许多人认为，把时间花在这些上面倒不如去做一些实际的案头工作，但是你要明白，放松状态下传递给家人和自己的快乐是做多少案头工作都不能比的。

在家办公背后的烦恼

公司员工曾末的上司要求她在月底前拿出一份内容翔实、新颖独特的企划方案，而曾末又恰巧刚从其他部门调来，对新部门各方面都不是很熟悉，更别说在短期之内拿出一个可行的方案了。因为这个企划方案她变得忧心忡忡，心烦意乱，每天都抱着材料回家加班，周末也不能休息，满脑子全是这个企划方案。企划方案还没有什么眉目，曾末却被这个弄得老是失眠。

为了更好地协调工作和家庭之间的关系，每一个进入职场的人都要牢记一条原则，那就是别让工作侵占了你的家庭时间，也就是说回家休息的时候不要被工作缠身。有一句话叫玩就痛痛快快地玩，学就踏踏实实地学，其实工作也是这样，上班的时候就安下心来把工作做好，而下班以后的时间就应该是完全属于自己和家庭。

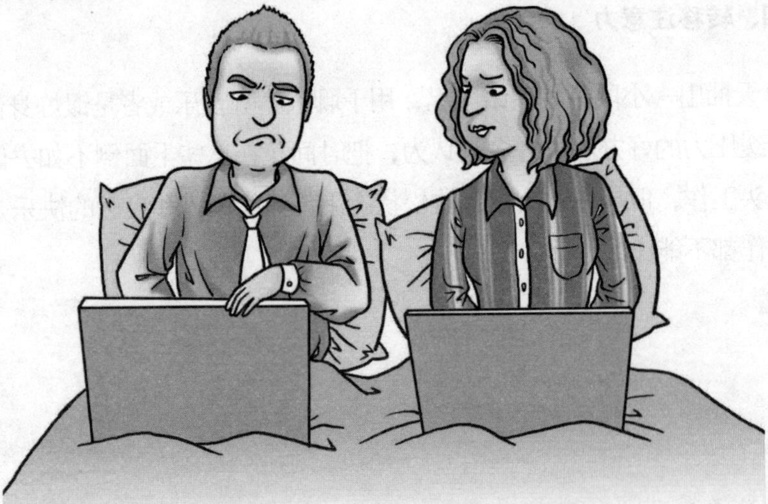

加班在很大程度上意味着给自己加压，如果一个人下班后还在赶工作，一方面要手忙脚乱地想快些再快些把工作做完；另一方面家里的晚饭、孩子和丈夫的等待又会让她心神不定，效率会变得很低。这很自然的就会有不堪重负的感觉，而这种感觉很有可能会影响自己的情绪甚至第二天的工作热情。与其这样在压力下加班，还不如索性将没做完的工作留到明天，一身轻松地收拾东西下班回家。或者去做做美容、健健身，也可以亲自动手下厨准备一顿丰盛的晚餐，尽情享受下班后的个人空间及家庭时光。这样，一天的压力自然就在不知不觉中溜走了。

年轻人最大的优点就是爱拼，总觉得自己年轻，连续工作一整天不休息也没问题。你是不是正处在这样的阶段？或者你会觉得即使这样加班加点仍然能够表现出色并且充分享受工作的乐趣。但事实上，这几乎是不可能的。人在一天中总是会不断经历精力旺盛和衰退的循环周期，一个精力循环周期大约会持续2小时。

在都市写字楼里，那些看似潇洒的白领其实正生活在非常紧张的工作环境中。大批的公文处理、繁琐的日常事务，以及来自上司和周围环境的无形压力，使她或他们经常感到身心疲惫。眼看大好青春就要在这种灰暗的生活里消耗殆尽，每一个人都不会甘心。

其实工作中的压力主要来自于我们自身的体能、技能以及感情三个方面。体能指的是我们承担一份工作需要付出的体力支出，比如担任公司业务的朋友们，需要经常出差或辗转于同一个城市的不同地点，这就是传说中的“苦行僧”。除了自身体力能够承担这份工作以外，对岗位的热忱也是支撑工作顺利展开的重要因素。也就是说，在很大程度上，对工作的热爱是缓解压力最好的方法。

如果压力来自于工作技能方面，那唯一的解决方法就是在业余时间努力充电，从而弥补自己在岗位需求上的不足。没有金刚钻，是揽不了瓷器活儿的。成功地解决了自己工作技能上的问题，压力也就无从存在了。

而感情压力指的是我们每个人都会在工作中接触形形色色的人，跟不同类型的人打交道，难免会遇到让自己生厌或使你自尊心受到伤害的人。最常见的，比如说一个电信公司的员工，在处理业务的时候就有可能遇到那些蛮不讲理的人，他们往往会提出很多无理的要求。而且这个行业竞争压力是很大的，一个人如果不努力，他或她的同行们却铆足了劲地前进着，超过自己的一天终会到来。

如果你是一个现代派白领，如果你想要良好的睡眠和精神面貌，那就要多方面分析自己的工作压力来源，尽可能在工作中解决这些问题，不要把家变成办公室，不要给自己增加更多的压力。

专家建议

很多时候，也许事情的发生不能让你用积极的心态去正确地看待压力。将压力分等级，心理学家曾经将人的烦恼分成十个等级。第一级为比较温和的烦恼，比如你正急于从电脑中调出一份文件，可突然停电了。而第十级则为极度的烦躁和暴怒，比如说你突然被老板炒了鱿鱼。你要冷静下来，在心里默数三十秒，接下来要做的就是把各种情况按严重程度也分成一到十级。如果你的烦恼程度已经超过了情况的严重性，那就问问自己这是否值得你记上几年、几个月或是几天，然后再把你的反应调整到适当的程度，从而节省你的情感消耗，以便留着应付更大的困难。

避免不必要的工作应酬

刘小姐是一家公司的业务经理，参加工作三年了，她说近一个多月的时间里备受失眠的煎熬，每晚只能睡2~3小时。经了解，刘小姐每天都有大量的工作应酬，几乎没有正常下班过，每天都在陪客户。她觉得自己的头就要炸了，白天精神很差，时不时健忘，没事儿自己跟自己过不去，那叫一个相当烦。刘小姐提出自己作为业务经理，要想提高企业的销售业绩，她的应酬就免不了，可是这样下去，她的身体又受不了。

很多人觉得应酬就是工作的一部分需要，但要注意的一点是，其实大多数应酬只是在占用你下班后的家庭时间而已。应酬更直白地说是为了达到某种目的，去做不想做，但又不得不做的事。为了自己的相关利益（如做生意、工作、职位），去一些自己不情愿去的地方，做一些自己不情愿做的事情，说一些自己不情愿说的话，见一些自己不情愿见的人。

与客户之间的应酬，纯粹是相互的利益关系，并不是真心实意的聚会，平常紧凑的商务活动以及上班，已经使人疲惫不堪，再强打精神应酬客户，无奈和痛苦扑面而来，但是，与客户的情谊却是达成相互合作的最关键的一个因素。

如果自己的个性本来就比较喜欢广交朋友，对你来说，建立感性情谊也许是件很轻松的事情。但是如果你觉得工作之外还要建立友谊是种负担，就应该评估应酬的必要性，做好时间安排。下班后的交际应酬，虽然不需要有太多压力，但对个人而言，也要付出时间，甚至是金钱的成本。一个星期如果天天下班后与客户、伙伴聚会，体力也吃不消。

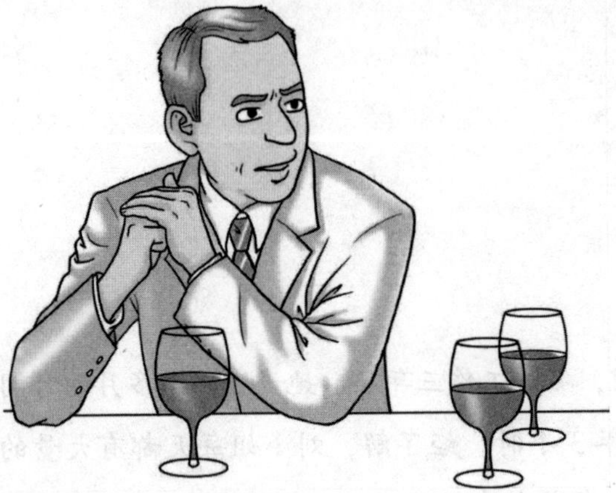

认为跟同事聚餐娱乐把自己搞得筋疲力尽，而这样可以增进同事之间的情谊，更有利于开展工作的话，这种想法是幼稚的。其实，同事情谊完全可以放到工作中去培养，应酬时的吃喝玩乐不一定就能让你们在工作中配合得更加默契。不要碍于情面难以张口拒绝或是害怕因为自己的拒绝而使自己在同事中被孤立，事实上，适当地坚持原则并不会招致同事们的排挤。时间久了，你合情合理的办事原则会逐渐被你的同事接受，并成为你独特的个性之一，从而得到同事的尊敬甚至羡慕。当然，坦诚再加上一些技巧会令你的坚持原则变得更加有效。

过多的应酬属于超负荷的工作，不但会给身体也会给心理带来很大的压力。心理专家们分析说，精神上的压力过大，往往会导致各种疾病，如心脏病、中风、高血压、胃溃疡、神经衰弱、失眠抑郁等等，或者会让人养成一些不良习惯，如抽闷烟、暴饮暴食等。这些情况长时间的存在可能会致命，或者诱发其他疾病的发生。除了常提的那些常规的解决方法，如阅读、倾诉、看电视、唱歌、蒙头大睡、郊游旅行、网络聊天以外，或许还可以从国外借鉴一些减压之道。

专家建议

一、评估应酬的必要性

如果工作性质常常有下班后的聚会，建议先不要拒绝，尽量都去尝试一下，在此过程中观察哪些人跟自己比较聊得来，或是哪些人以后可能有合作的机会，尝试之后再来选择、安排下班后的聚会活动。

二、轻松面对下班后的聚会

在下班后的聚会中，人们往往会松弛上班时紧绷的神经，更容易轻松地交换意见、建立友谊。如果你还认为这是多余的付出，那只会给自己带来痛苦。试着去交新朋友，多听听别人在工作及生活上的经验，会为你带来更大的收获。

三、安排一些宾主皆宜的活动

不要总把应酬当作讨对方欢心的事情，在应酬形式的设计上也可以兼顾自己的喜好。如果你和对方都恰好比较喜欢运动，不妨相约一同去健身，效果一定比在烟酒弥漫的空气中聚会好得多。

下班后直接进厨房

刘玲是个热爱生活的女子，刚结婚的时候她每天下班回来都要亲手做两个小菜，她说："当青菜倒入热热的油锅，随着'哧啦'一声，菜香满溢，那份快乐只可意会不可言传的！工作上所有的烦恼，所有的疲惫，都伴着葱香、蒜香、菜香，化为虚无了。"现在刘玲在公司业绩突出被提为经理，工作量越来越大，家里又多了一个孩子，她每天下班后直接进厨房，以前的愉快荡然无存，她只觉得越来越疲于奔命，累得不行，每天晚上都睡不好觉。

目前，女性在中国的家庭结构中担任重要的角色，要负责照顾两家的老人，教育子女，整理家务等各种琐事，同时女性也要应对来自工作中的压力，长时间积累，使许多女性心情抑郁、焦躁，逐渐演变成心理疾病，进而对身心造成影响。

女性进入职场后面对的事物和压力越来越大，像刘玲这样下班后直接进厨房的人不在少数。在我国"男主外女主内"的家庭分工，以其特有的"科学合理性"一直有着极强的生命力，就算夫妻双方都上班，洗衣做饭干家务的大多数都是戴着"贤内助"帽子的老婆们。

女性除了面对事业和家庭的双重压力，还要经历结婚、生子、更年期等多道"口"。女性应该更好地安排好自己的工作和家务，让自己轻松面对生活。

首先，在孩子们起床之前，先打点好，头天晚上就要计划好第二天所要做的一切。不一定要答应每一件事情，对着镜子练习说"不"。你只应该做最重要的事情。找时间玩玩，放松一下自己。把家务活分配给所有的人，即使是年龄最小的孩子也能做点什么，在生活中养成锻炼的习惯。可以雇人照顾孩子，夫妻俩每个月至少一起出去一次。不要养成拖拖拉拉的习惯，哪怕每次只做一点，也比最后看着没做的事情越积越多要好。就像我们平时口头禅所说的那样——别为小事费力气。

其次，随时学习，学习是让自己成长的关键。学习并不表示一定要去学校或补习班进修，可以向身边的人请教，学习一些好的做法等。英国一项最新调查显示，兼顾工作、家庭和孩子，虽然往往使女性压力很大，但长久下去却有利于其身体健康。扪心自问，现在你最需要什么，便能决定工作与家庭的平衡点何在，决定了就暂时不要对比例低的那方叹气，多多琢磨自己真正要的尺度，那么便可以快乐地游刃于工作与生活之间。

最后，放松心态，把家务当成释放压力的方式，把工作、生活的压力减到最小。为了释放工作上的压力，有人喜欢逛商场，有人喜欢泡吧，有的人喜欢进厨房。食物又不会从天而降，要想吃上美味的饭菜，就必须努力去做。荷美尔的小排，福成的羊腿，再亲自捞上几尾生命旺盛的鱼，一个星期的荤菜基本上就备齐原料了。以放松的心态进入厨房，不仅会煮出一家人的爱，更让自己在“忘我”的劳作中释放了压力，让自己以更好的状态去生活，当然这种状态下一定会有一个美梦的。

专家提示

家就是一个温馨的港湾，不是保姆式家政服务的等价交换。我们应该承认，现在社会职场上男性和女性的工作压力是一样的，发展的机会是一样的，因为性别的不同，女同胞往往为了照顾家庭会多付出一些。如果妻子在外面工作很忙、应酬很多，做丈夫的可以多些理解，毕竟生活是快乐的，和睦才是家庭和谐的根本所在。家务只是家庭生活中极小的一部分，尽管不同的家庭情况千差万别，可互敬互爱总是不变的中心。

同事施加“冷暴力”

在公司的一次业务例会上，李响和同事因为推广方案意见不和发生了激烈的争执。李响语气咄咄逼人，言辞激烈。散会后，李响觉得这件事不过是正常的工作探讨，有点小争执在所难免，所以也没有及时向同事道歉。但是他的同事却十分窝火，从此对李响冷眼相向。出乎李响意料的是，冤家路窄，公司新成立的项目小组安排他和吵架的同事牵头，工作需要密切配合。但一想到那个同事不屑的眼神，李响的心里就变得七上八下的。

李响说：“最近我经常加班到晚上十点钟，早上还得准时上班。白天工作压力很大，一天下来变得很累，可到了晚上居然会睡不着！这样的情况已经持续了将近一个星期，每天都感到脑仁很疼、头沉、晕乎乎的！这段时间一直是这样，情绪波动大，肠胃也不好，真是苦恼！”

职场冷暴力是办公室里来自上司或者同事的非暴力刺激，致使心灵受到严重伤害的行为。表现为让人长期饱受讥讽、漠视甚至于停止日常工作等刺激，

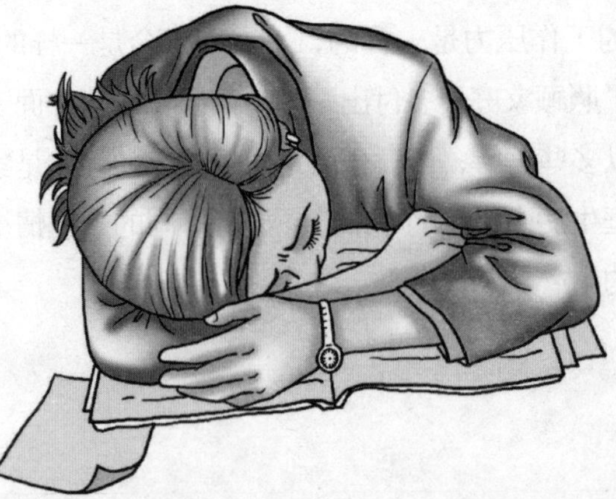

使人在心理上压抑、郁闷。很多人就自己对于职场冷暴力的手段进行了描述，其中比较集中的包括精神虐待、心理战、人与人之间的冷漠无情、自尊的伤害、“穿小鞋”、逼人自动辞职等。职场冷暴力具有很强的杀伤力，它可以使人的内心

受到严重伤害。根据对上万名职场白领进行的调查发现，金融危机席卷下的职场因为压力越来越大，职场冷暴力逐渐呈上升的趋势。调查中发现，有七成人曾经或现在遭遇过职场冷暴力，而这些职场冷暴力主要来自于上司。

2007 年进行的同类调查中，有近七成的人从来没有听说过职场冷暴力这个概念。然而在今年的调查中，一万多名受调查者中有近一半的人说自己不光听说过这个词，还亲身遭遇过。这比 2007 年整整高出 19 个百分点。

可以说金融危机的爆发是职场冷暴力出现的一大根源，而随之引发的一些企业裁员更是职场冷暴力的诱发因素。看来，职场冷暴力蹿升到 70% 绝对不是凭空出来的。

在白领对职场冷暴力的理解中，精神上的漠视和打压、逼人自动辞职以及精神虐待排在了前三位。而在白领们遭受的冷暴力中，被打入“冷宫”不受领导重用以 44.5% 的高票数排在了第一位；其次是拼命工作，但升职加薪总是轮不到自己排在第二；排在最后一位的是领导时常给自己“小鞋穿”，比如说安排自己根本不可能完成的任务等。此外，70.1% 的人表示职场冷暴力除了来自领导，排在第二位的就是同事，来自下级和客户的比例都很小。

职场冷暴力的出现，还带动了一个怪现象的出现。它的出现，使得越来越多的上班族精神压力逐渐加大。这方面的调查显示，因为职场冷暴力，越来越多的人失眠成了家常便饭，时刻担心自己会被裁员或者在老板眼里失去价值，使得他们活得越来越累。而跟同事之间的冷漠更使自己在工作的时候根本找不到什么乐趣，即使回到家也觉得异常疲惫。再加上晚上根本睡不着，日子变得空前的难熬。

另外，职场冷暴力的严重性，使得很多人精神严重受挫。只有 8.1% 的人表示自己基本不受这个影响，自己该干什么干什么。面对职场冷暴力，只有 16.9% 的人表示会积极寻找解决办法，而对于其他绝大部分受害者而言，消极对待都带来了较为严重的健康损伤。职场冷暴力强大的危害指数会使人产生各种心理不适，如压抑、郁闷等等，从而导致生理上的不适，如消化、免疫、代谢等功能都将受到损害，最终反应在工作中的是职业的倦怠甚至离职。这其中

38.1%的受害者表示自己会整日郁闷，严重影响工作积极性；20.9%的职场人则“以冷制冷，同样让对方陷入职场冷暴力”；19.9%的人则选择了黯然离职，只能以这种方式解决。不管是哪一种吧，最终都会使自己觉得工作变得很累，进而影响到自己的睡眠质量，影响身体健康。

专家提示

面对随时可能出现的职场冷暴力，我们应当学会“三乐”、“三不要”。

“三乐”表现为：

助人为乐、知足常乐、自得其乐。进一步说就是在自己过得好的时候要多助人为乐，在自己过得一般的时候要知足常乐，而当自己处于逆境中时则要学会自得其乐。

“三不要”表现为：

一、不要拿别人的错误来惩罚自己

现实生活中有许多人一不怕苦，二不怕死，再重的担子也压不垮他，再大的困难也吓不倒他，但是他受不起委屈、冤枉。其实，委屈、冤枉，就是别人犯错误，你没犯错误；而受不起委屈和冤枉就是拿别人的错误来惩罚自己。懂了这个道理，再遇到这种情况，对付它的最好办法就是一笑了之，不把它当一回事。

二、不要拿自己的错误来惩罚别人

当自己受到冤枉或不公正的待遇后，也冤枉别人或不公正地对待别人。事实上当你伤害别人时，自己会再次受到伤害。

三、不要拿自己的错误来惩罚自己

当自己遭遇挫折的时候，一定要多开导自己，或者找朋友聊天，或者做自己喜欢的事情，不要执拗在这一件事上，自己跟自己过不去。

寻找工作的乐趣

秦放是公司会计，她工作近10年了，工作状态一般，收入也一般，她称现在已经没有工作的热情了。作为一名财务工作者，她整日面对枯燥的财务数据，日复一日，年复一年地重复劳动，平淡无奇的工作岗位，使人感到厌倦而疲惫。现在秦放的工作在时间的侵袭下变得无聊而单调，她说自己就是“做一天和尚撞一天钟”。在这种平淡的工作中，她也没有了生活的乐趣，脑子里没有想法，每天晚上脑袋空空的，越来越睡不安稳了。

工作越来越多，上司要求越来越高，令人喘不过气来。这一瞬间，你可能会有种窒息的感觉，头痛、胃痛、腰酸背痛……也许你现在已经陷入工作的低潮中了。解决的方法就是重拾工作的乐趣，这样会让你更具活力。

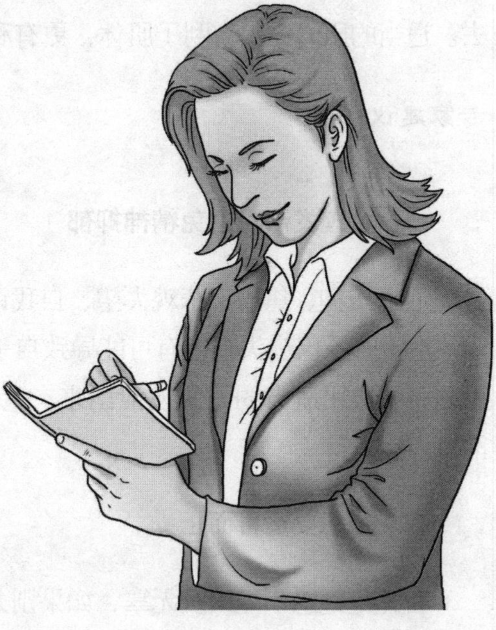

工作低潮最主要的原因，就是因为自己看不到未来；而工作量沉重和绑手绑脚的感觉，也是造成倦怠的重要因素。除此之外，失恋、家庭问题、人际关系与生理的变化，也会使人陷入孤立、挫折和恐惧之中。要想使繁琐的工作充满乐趣并不容易，但如果你在工作中带着乐观的态度去投入，相信那种乏味、窒息的工作氛围以及自己的精神状态都会大为改观。这样的结果就是你会赢得同事和老板的青睐，工作变得更加有乐趣。

如果真的对目前的工作、目前的环境很厌烦，那么一定不要着急离开，更不可以“当一天和尚撞一天钟”，要激起自己的工作热情，让自己更好地投入到工作中去。提供一个比较实用的方法，就是量化痛苦。先给自己定一个离开的期限，比如，在现在的工作岗位上再找一个合适的工作估计需要6个月。你可以将这6个月的每一个工作日列在一个Excel表里，数数看总共有多少个工作日。然后再建一栏倒计时，看看离离开的日子还剩多少。关键的是，列出你在离开之前还有什么有兴趣完成的事情或是想学到的东西，安排一下做的时间。在生气的时候，数数剩下的时间，看看走过的日子，你就会发现，不知不觉，就过了20%、30%……原来并没那么痛苦。

工作是人生的第一需要，要把工作当作人生的第一乐趣，从工作中获取属于自己的金钱与奖赏，在工作中创造、获取新的物质与精神的源泉。总而言之，别懵懵懂懂、碌碌无为，把自己的工作乐趣丢了，把自己的人生丢了。

生活的意义在于要经常面对环境带来的刺激，人也因此能体验到快乐和成就感。压力是生活和工作的调味剂。人必须有适量的刺激，才能更好地生活下去。适当的压力不仅有利于肌体，更有利于心理上的平衡。

专家建议

一、合理发泄可避免精神抑郁

心情压抑、焦虑、悲观失望、自我评价过低等，都是抑郁的常见症状，抑郁症严重时不仅会失眠还有可能导致自杀。心理专家建议，这时候最好的方法就是将不快用适当的方式发泄出来，也就是转移注意力，多参加运动和社会活动。

二、抱怨要适可而止

首先是抱怨不能殃及无辜，如果别人没有不对的地方，你的抱怨对他而言就是难以接受的。这会影响你跟同事的关系，甚至会弱化整个团队的凝聚力。

其次抱怨的方式也很重要，听你抱怨的人也许与你想抱怨的事无关，甚至他丝毫不了解内情。如果你一开始就大发脾气，只会激起他们敌视防卫的心理反应。

再次就是只对有办法解决问题的人抱怨，这一点很重要。直接去找那些你可能见到的、影响力最大的人，比如说你的上司，然后和他心平气和地讨论、商量。

最后，做人要心胸开阔一些，工作中不愉快的小事最好忽略掉。别因为一件小事挑起一场战争，使得办公室永无宁日，这样你自己也没有精力去做好本职工作。记住，抱怨要适可而止，毫无意义的牢骚更应该避免。

三、勤整理办公桌

很多时候，让你感到疲惫不堪的往往不是工作中大量的劳动，而是因为你没有养成良好的工作习惯。不能保持办公桌的整洁、有序，从而影响了工作质量，加重了你的工作负担，降低了你工作的乐趣。不管你有多忙，都要把办公桌收拾得整洁、有序。在每天下班之前，要养成整理办公桌的习惯，把明天必用的、稍后再用的或不再用的文件按顺序放置，这会使你繁重的工作变得有条不紊，充满乐趣。

四、专注地做一些小事来调整心境

工作之余做一些小事，是一个极为有效的抛开生活烦恼、享受生命的好方法。不要小看这些事，它虽然小，但是可以丰富你的精神生活，升华你的精神境界，对你心中的不快和压力起到缓解与消释的作用。

绕不开的人际圈子

金明来这家地产公司时间不长，就发现部门里帮派众多，一伙是以单身同事居多的FB（腐败）圈，下了班不是呼朋唤友地“杀人”（游戏），就是撺掇大家参加各种饭局聚会。另一伙则是已婚妈妈圈，谈论的话题无非就是老公和孩子。还有一些人因为共同的爱好走到了一起，比如说“体育圈”和“K歌圈”等。小金生性腼腆，人也比较呆板，所以他对这些各自为政、拉帮结派的小圈子一点兴趣也没有。每到中午吃饭的时候，小金都是形单影只的。同事们在一起聊得热火朝天时，他也总是插不上话。有一次午休时，办公室里的同事一直有说有笑，等小金推门进来后，说笑声戛然而止。这样的境况让小金备感失落和尴尬，每天晚上睡觉时他都会不自觉地想到这方面来，他说单位里的小圈子压得他吃不香睡不稳。

同事间也有“小圈子”，但因为你不屑于入什么圈子，始终形单影孤；或是因为自己某一次的不当举动，就成了“公愤型人物”，此后就被同事“敬而远之”了。

职场中那些跟自己有较大利害关系的人，因为这些人在年龄、文化程度、社会地位等方面相似但某些方面却优于自己，很容易就产生嫉妒心理。从心理本质上来说，嫉妒是一种心理挫折。人际关系反应倾向的不同，从而表现为不同的人际反应特质。包容度较差的人反应特质是排斥、对立、疏远、回避和孤立，而包容度较强的人就恰恰相反。控制欲较强的人希望通过自己手中的权力、权威或者借来的权力、权威，与他人建立并且维持良好的关系，从而表现为使用权力、权威用来影响、控制、支配和领导他人；相反的人的特质表现为：反抗权威、忽视秩序、受人支配或追随他人等。这就构成了人际交往需要的强度差别。

我们许多人小时候应该都有过因为不听家长的话，从而被罚不让吃饭或者不被家长理睬的经历。这种惩罚“不听话孩子”的手段，在孩子们长大之后就可能被带进职场。在职场中生存，人际关系本身就是一个针对人的因素。从人际交往的技巧以及人们在不同人际关系中所怀抱的期望的角度来看，对待同一件事，人们有极大的可能将原因归于个人主观或者外部的环境。当当事人两方是朋友时，由于两人间的良好关系，会对朋友保持较长时间的信任，久而久之会成为一种心理习惯。一旦有什么事情出现，人们往往会站在朋友的立场，把原因归为客观因素。但当两者的关系是竞争对手的时候，这种关系往往就会存在着某种利益的争夺，这样就会使关系中存在一种不和谐的敌意气氛。在这种气氛下，促使人们关注更多的就是对方内部的负面因素。而在情感反应上，对待跟自己是朋友关系的人，人们会给予更多的是同情，更少的是生气，竞争对手就恰恰相反了。例如一家公司中，职员John、May和Sandy是一个部门的同事。但是John和May是大学同学，私底下也是很好的朋友。一次May和Sandy一同完成了一项任务，但是出了漏洞，作为领导的John狠狠批评Sandy，却认为May并无大错。

著名学者梁漱溟先生曾经说过，传统中国人将家庭中的“关系”推出去，由近及远的以“关系”组织社会。后来，被誉为宜兰县礁溪乡佛光人文社会学院“镇校之宝”的心理学系教授杨国枢先生，用“泛家族主义”来描述中国人在社会组织中的心理与行为特征。因此与西方企业中倡导的“强力沟通”、“开诚布公”、“公私分明”不同的是，中国人往往喜欢把个人关系带到职场中去，形成各种各样的所谓的“圈”。一个新的加入者往往希望尽快得到这些“圈”的认同，从心理学上来看，这是一种归属与爱的需要。心理学家马斯洛将人的需要由低级到高级依次分为生理需要、安全需要、归属与爱的需要、尊重的需要和自我实现的需要。其中归属与爱的需要、尊重的需要都属于人际关系的范畴。处于这一需要层次的人，他需要短时间内归属于一定的团体，渴望得到一定社会与团体的认可和接受，并跟同事建立起和谐的人际关系。同时，他也需要得到别人的爱，并找到出口把自己的爱奉献给别人。在这个基础上，他也需要得到别人的尊重和自尊。了解了这一点，我们也就不难理解，为什么遭遇职场冷暴力的人们心理上是无比压抑和痛苦了。

此外，我们还应该看到，每个人对于人际交往的期待都是不一样的。有的人一直希望“君子之交淡如水”，有的人则期待的是“亲密无间”。在职场上，我们都应该跟同事及上司保持适度的距离感，彼此之间留下一定的空间。那种一直渴望别人对待自己都要有超越正常工作关系之上的亲密的人，对这个社会来说是不成熟的，更不能把这个当作衡量是否存在职场冷暴力的标准。

专家建议

一、不要被自己的意识击倒

某些心理专家认为，一个交际圈子免不了进行言语等方式的交流，这是一种在意念上的交流，最后实际上人是被自己的意识击倒，倒不一定真的是被对手打败的。

二、想要什么，就大胆说出来

心理专家建议那些遭遇“不合群”的职业人，如果能更多地了解自己在与上司的关系中和工作过程中希望得到什么样的满足，并按适当的方式获得满足，小事化了，这样就能避免积怨过深。同时，这样做其实是在防止自己走入情绪失控的误区，也避免自己出现失眠抑郁的情况。

三、别费劲钻牛角尖

其实遭受同事、上司的冷遇，一定是你在某些方面做得不让上司满意。即使有误会，错也一定在你身上。不要过多猜测领导的做法和意图，上司只是用冷淡来提醒你，希望你自己去“悟”，他在等你主动承认或改正错误。当然，如果上司彻底不听你的解释，也没想过再给你机会，那也就基本等同于下了“逐客令”了。

四、接受事实，多换位思考

受到孤立其实也是可以理解的，换位思考一下，你就必须接受人走茶凉的事实。此时既然你已经被孤立了，就需要更加谨小慎微，认真观察，耐心化解和同事的一些误会。事后及时沟通，与同事的隔阂可能就会及时解除。职场纷争中，无论你是管理者，还是普通员工，每个职业人都要避免自己成为“公愤型的反感人物代表”，因为这种孤立是毁灭性的。

五、赶紧改变不合时宜的清高观

在企业中生存，刻意钻营算不上是什么见不得人的事，想升职吗？那明天就要学会和老板爬山。如果不能和上司和平共处，也不能融入自己的同事圈，种种“冷遇”不仅会让你觉得孤单，还会让你失去更多的利益。

越来越多的“房奴”

小熊找了个女朋友，谈婚论嫁的时候，女方家提出了要求：房子要买，而且要在130平方米左右，装修不能低于10万元。无奈，小熊只好求助自己的父母。好在二老还有些积蓄，在二老的帮助下，交了18万元的首付，然后通过银行贷了35万元的款，买下了一套128平方米的商品房。新房离小熊的父母家也不远，凡事可以有个照应。买房后每个月偿还银行3 000多块钱的贷款，小熊的妻子暂时没有工作，他们准备要孩子，她也没有了要工作的打算。所以，现在家里日常的开销和银行还贷靠的都是小熊一个人的收入。小熊每个月收入6 000多元，每个月还贷之后，还有近3 000元的收入可以自由支配。但是，小熊也得承认，一旦有了孩子，情况就肯定不乐观了。一想到这些，小熊就坐不住，每天晚上都在房间里徘徊很久才上床睡觉。

现代人整天忙忙碌碌，像个陀螺一样转个不停，可以说是为了生活马不停蹄地奔波着。高楼大厦在城市间林立，而人却越发地显得渺小。因为生活的烦恼，他们有一个新的称呼，我们叫他“房奴”。

当房价像坐上云霄飞车一样飙升，贷款利息也随之一涨再涨时，“房奴”——这个闪现着智慧光芒，也透着辛酸的新词汇就开始在人群中流传。所谓“房奴”，就是房屋的奴隶。这类人是指城镇居民抵押贷款购房，在本身生命黄金时期中的20到30年中，每年用占可支配收入的40%至50%甚至更高的比例偿还贷款本息。这样做的后果就是造成自己生活存在长期压力，不敢轻易换工作，不敢娱乐，害怕银行涨息，担心生病、失业，更没时间好好享受生活。这些房子的奴隶，工作赚的钱不是为了养老婆、儿子，而是为了养房子。

现在很多家庭为了养房子，买房已经不再是个人行为，而演变成一个家庭、一个家族在供房。有人用“六一模式”概括全家供房的情景：六个人（年轻夫妻、男方父母、女方父母）用多年的积蓄共同出资，在城市里买一套房。

这样的生活其别扭程度可想而知，而一旦遭遇这种境况，也就成了名副其实的奴隶，想要把生活过得舒服基本是天方夜谭，而想要睡个好觉，更是绝对遥不可及的梦。试想，你睁开眼就会有很多钱等着供给银行，你能睡得好？除非你是神仙。“房奴”一方面为自己还贷发愁，一方面还要为失眠发愁，这样的日子什么时候才是尽头？

“房奴”的辛酸，是那些不是“房奴”的人无法体会的。好不容易千辛万苦有了自己的房子，却要偿还银行看似不多但是期限却很长的贷款。房子成了脖子上的枷锁，众“房奴”的生活质量是直线下降，兜里的钱也是越来越少。没有一个“房奴”整天是笑颜如花的，他们一个个顶着蜡黄的脸，情绪低落、苦闷不堪、失眠健忘、头疼乏力，有的甚至变得抑郁。

已经有越来越多的人步入“房奴”的行列，也就意味着越来越多的人会为自己的房子失眠。这样的例子在我们身边一抓一大把。在很多的调查中，“房奴”显见的情绪是无奈、自嘲。问及他们的生活状况，大部分人则是这样的心态：不敢娱乐、不敢生病、不敢高消费、不敢轻易换工作……“心里其实一直很担心，万一有一天丢了工作，那么贷款应该怎么办?”至于睡眠情况，几乎没有人可以说自己可以沾枕头就着，从工作的忙碌中解脱出来后，晚上要继续忍受失眠的折磨。这已经形成了恶性循环，整天脑子里想的就是买房还贷，已经快要崩溃了。自己曾经梦想的“品质生活”，已经开始离自己越来越远了。

买房子本身就是一项长期投资，毕竟多数人买房子一辈子就一次。很多人在买房时考虑的并不周全，或者是因为他们对长期负债没有什么概念，只觉得首付不算贵，月供工资还够，就能剩点钱过日子。于是买的房子不是超出实际需要的面积，就是超出自身能力范围很多。在还贷开始后，原有的收入一下子被固定划走了一大块，原有的消费习惯一下子变得奢侈起来，原有的生活消费也必须打折扣，这种心理落差和现实尴尬的无奈让人觉得买来的房子就像被一座大山给压着，“房奴”也就此诞生了。

专家建议

随着金融危机的来袭，“房奴”还贷压力不断增大，越来越多的人加入了失眠人群的行列。长久生活在压力中的人们，失眠焦虑成了最熟悉的朋友，而健康和生活质量也是直线下降。

想要解决失眠问题，就要追根溯源，寻找失眠的根本原因。据权威机构研究发现，生活压力过大是导致现代人失眠的元凶之一。既然如此，只有解决了这个棘手的问题，才能从根本上改变现代人的焦虑情绪，从而解决失眠问题。

在这里，面对着众多“房奴”的巨大的生活压力，专家给出了这样的解决办法，希望可以帮助这些“房奴”翻身，从而拥有快乐的心情，走出失眠困境。

一、“存贷通”大幅减轻还贷压力

“房奴”虽然摆脱不了被“奴隶”的命运，却还有选择哪家银行做“奴隶主”的权利。也正因此，各家银行为争夺“房奴”，常常推出一系列优惠措施用来缓和矛盾。

做个体经营小店多年的段小姐，年初办理了80万元20年的个人住房贷款，她每月要归还5 617元贷款本息。但因为自己是做小生意的，因此手头经常有大笔资金周转。后来，段小姐将自己的还款账户申请为“存贷通”增值账户，银行按约定在3月份为段小姐省下了904.78元利息，相当于未申请前当月贷款利息的23.73%。

对此，专家给出了意见：存贷关联服务的特点就是让房贷者的所有存款资金都不“闲”着，完全为所贷资金服务，抵扣贷款利息，冲减贷款利率提高增加的支出。白领们采用房贷增值账户——“存贷通”，存有一笔超过5万元的存款，则可依据存款额度，按照一定比例给予该笔存款与该笔按揭贷款相同

利率的利息，相当于按照比例返还按揭利息。目前建设银行、招商银行都有“存贷通”业务这项服务。

二、有钱不要傻存银行

对于一次性有额外收入的房主，完全可以考虑提前还贷。不过，既然是“房奴”，又怎么可能有那么多的“剩余”资金呢？即使有，还是有很多人把钱存在银行里，其实这样是对钱的一种浪费。银行以高（贷款）利息攻击“房奴”，“房奴”们大可不必应战。可以另外寻找投资渠道，只要收益比房贷利率高，就可能达到围魏救赵的效果。

从事 IT 业的小李刚结婚不久，贷款买房花光了手中绝大部分积蓄，每月要还 2 000 元的房贷，期限是 20 年。小李家每月收入 8 000 元左右，每月日常支出在 3 000 元左右，每年大概有 10 000 元的额外收入。由于没有了积蓄，家庭的整体承受风险能力降低了很多。小李在投资上比较保守，因此他决定把每年 46 000 元的净节余定期定额投资国债和基金。

具体的比例为：50% 选择交易所国债市场，买到期期限在 3 年左右的中短期国债，目前收益率在 3% 左右，每半年投资一笔，滚动操作；另 40% 投资货币市场基金，货币市场基金收益率为 2% 左右，替代活期储蓄，天天计息，按月分红，随时买卖且无任何费用，而且免利息税；其余的 10% 作银行定期储蓄作为家庭应急备用金。

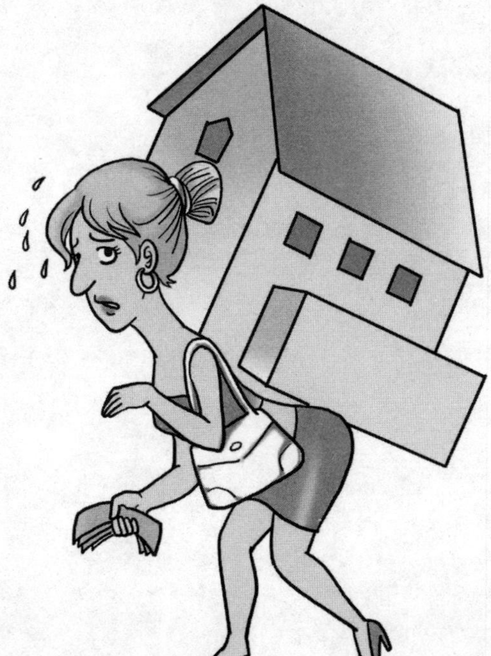

通过这样的稳健投资规划，小李粗略计算了一下，以每年 2.5% 的投资收益率计算，7 年后他就能提前

还完房贷了。

对此专家也给出了意见：对于每月收入固定的工薪阶层，投资一些风险低、回报相对存款利息要高的理财产品也可以减轻不少房贷的压力。如人民币理财产品、货币市场基金、债券基金和保本基金等。投资这些理财产品本金较安全，虽然给出的收益率都是预期收益率，没有绝对的保证，但实际上收益率波动范围并不大，而且收益率要比银行存款利息高。

三、靓宅自住不如出租

“房奴”如果实在做得辛苦，感觉自己吃不消了，也可以选择“走为上”计，下决心搬出“金丝笼”。成功“赎身”之后，不但可以回归租房时相对轻松的生活，还可以让别人成为自己的“房奴”。昨天还是“奴隶”，今天已成“主人”，岂不快哉！

私家车让人辗转难眠

吴东娶到公司里最漂亮的促销员，自然成为很多男同事羡慕的对象。婚后为了不让妻子受委屈，吴东买了一套80平方米的二居室做新房，不但花光了小吴打工多年的积蓄，还把他父母手中的那点积蓄榨了个精光。住到新房后才知道离公司远有多痛苦，于是二人借了6万元买了一辆车，真正成为有车有房一族。有了车以后，吴东发现自己的日子更难过，家里和公司两边租停车位一个月就近800元，同事们老搭“顺风车”而且个个牛气十足，全当他是司机。五一劳动节前好几个同事和吴东打招呼说节日期间结婚用用他的新车，吴东一想起这些就睡不着觉，妻子也心疼得长吁短叹。

有车后，除了烦恼，更多的是经济上的压力。小吴越来越觉得自己从头到脚都变成活脱脱的“奴隶”相儿了！人们常说“买车容易养车难”，买车之后，小吴算是对这句话有了深刻的体会。后悔买车，却已没有回头路可走了！

据权威资料显示，2005年全国私家车的数量已经突破1 000万辆大关，在北京、深圳、成都和郑州等大城市，私家车已远远超过100万辆，其中有1/3的私家车主因为供车、养车负担过重而沦为“车奴”，“车奴”的生活质量随之严重下降，失眠率在他们当中更是高得离谱。

很多人手头上有几个闲钱，就想从银行贷款买车，这已成为时下年轻人的流行心态。但许多人在买车之前对自己的月收入与支出状况估计有误，从而导致有车后的生活品质不断下降。对此，一位从事多年车贷险业务人士建议：“如果月收入没在万元以上，就不要考虑买车，否则一定会沦为‘车奴’！”

即使很多人会沦为“车奴”，很多人会因为车使得生活质量下降，还是有很多人跟风一样买车，除了让人觉得眼前一亮的买车优惠外，还有一个很重要的因素在左右着大家买车的决心，那就是虚荣、攀比。很多人买车不是完全出于方便的考虑，而是出于一种攀比心理。同事、邻居甚至孩子之间都会有这种互相攀比。尽管金融危机严重，油价不断上涨，但是人们买车的热情却有增无减。

“如果一个家庭月收入不能达到四五千元，那么养车将成为一种负担。”资深专家说，“买车是为了提升生活质量。”如果消费者因养车降低了原有的生活标准，如取消个人的健身项目，减少和朋友聚会的次数，甚至恶意透支个人储蓄，演变成一个“就是吃着酱油拌饭也要买车”的“车奴”，那么这种购车消费完全是错误的，对提升生活质量是适得其反的。

心理专家认为，对于购车的消费观念，应根据自己的需要，理性消费，不应该盲目攀比，被虚荣心左右。那种“车是身份和地位的象征”，“开车就高人一等”的想法是完全错误的，这样不仅会因低估购车、养车成本影响生活质量，还会因为生活水平的下降影响自己的睡眠质量。同时，近些年多次宣传的节能减排和绿色出行的理念，也应该切实贯彻到小吴们的生活中来，从而实现理性消费。

专家建议

拥有一部车是很多人梦寐以求的事，但是前面讲到的那些例子可能会使很多人打消买车的想法，而让那些已经买了车的工薪阶层后悔买车。不要着急，这里教你几招省钱的好方法，交给你怎样“抠门”省钱。相信省下了钱，“车奴”也能睡一个安稳觉了。

一、养车省钱法

因为爱车，所以要精心养车，但车辆的护养也是有省钱诀窍的。这里给您几点提示：

首先，车辆保养不是越勤越好，没到保养的时候就到4S店保养，无形中就多花了保养的钱。其实，按照保养手册的规定，5 000千米左右换一次机油就可以了。一般说来，德系车保养的周期建议还是比较保守的，每 10 000 千米保养一次都没有问题。

其次，在车辆的保养标准上不要怕价格高，因为保养是一个长期行为，所以不要以某备件单价或短期养护费用作为主要参考。按照预计自己车辆使用的寿命，将车辆的保养估算置于 3 到 5 年来考量，长期的费用均值才是最合理体现车辆保养成本的方式。

二、开车省钱法

首先，在车子启动后，如果遇到堵车或是等人的情况，记得要关掉引擎。因为如果车子启动后在原地停留超过 1 分钟，不但会损耗发动机，还会浪费汽油。要知道发动机空转 3 分钟的油耗足够让汽车多行驶 1 千米了，即使只等 1 分钟，重新启动也比怠速要省油。

其次，在不必要的情况下不要低档行车。

再次，车主一定要打破车速越慢就越省油的错误观念。实际上，最省油的方法是匀速行驶。在风速低时，最省油的时速在 70 至 90 千米之间。车速低时，活塞的运动速度低，燃烧不完全；而车速高时，进气的速度增加导致进气阻力增加，这些都会使耗油增加。

三、修车省钱法

在车辆保修期内，维修保养一定要去 4S 维修站，但如果过了保修期，怎样省钱修车就要动动脑筋了。首先，维修价格要货比三家，很多车主都以为同一品牌 4S 店的维修站和特约服务站的零部件价格和工时费都是一样的，其实不然。越是常用配件，各家店的价格越一致，而遇到更换频率不高的配件，各家店间价格就有不小的差别了。

其次，在更换配件时，也要留心谨慎，不要一味听信维修站建议更换不必要的配件的建议，一些能修复的零件尽量修复，不要在任何小的碰撞的情况下以换代修，这样修车成本会无形中增加许多。

“礼奴”数量渐长

王辉是银行客服部主管，虽然他收入很高，但是日子却过得紧巴巴的。他刚到单位不久，一个部门的同事名字还叫不全，就被一颗“红色炸弹”砸了个正着，被邀请去参加同事的婚礼，按“市场价”他送了一个500元的红包。他们在银行工作，有一些人准备了POS机，没带现金没关系，可以直接刷卡，借记卡、信用卡、本行卡、外行卡通吃不误。每个月王辉都有送红包的机会，他只能从自己的嘴里省钱，日子过得并不舒心。暑假到来好几个同事的子女参加高考，面对即将送出去的几份大礼，王辉有点睡不着了。

这是典型的现实生活中的“礼奴”的案例。这样的“奴隶”在上班族中一抓一把，这样的人要为某种虚拟的人情世故提供财力支持或无报酬的服务，没有反抗的余地，只能默默承受。

在中国五千年的文明史中，送礼的历史没有五千年也有四千年。奢侈品市场除了拥有富裕的消费者外，还存在着很多并不富裕的消费者。根据南京大学某教授的分析，世界上奢侈品消费的平均水平是用自身财富的4%左右去购买，而在中国，用40%甚至更多的比例购买的情况一点都不罕见。

在奢侈品购买群体中还存在着这样一种购买者，他们并不是真正意义上的最终消费者，他们购买奢侈品的目的只在于送礼。然而受他们自身购买能力所限，奢侈品自身价格的变化对他们的收入影响却是非常明显的。

而且，这些“礼奴”破费的时间有的是比较固定的，那就是过节期间。一般是传统节日刚到眼前，新一轮的送礼狂潮就憋着劲儿席卷而至了。但大多送礼的人都是偷偷摸摸地搞地下活动，可见送礼这事说出去也不是很光彩的。另外一个破费的时间就不太固定了，那就是各种红白喜事的红包。很多白领为人际关系中常见的各种婚丧嫁娶、生日、满月、升迁等等的红白喜事苦恼，有时一天之内被各种红白喜事砸中的情况也屡见不鲜。但是频繁的随份子、送红包让这些上班族疲于应酬，经济也因此变得越来越紧张，有些人甚至会有一个月的工资全都搭进去，自己有白忙活一个月的感觉。“礼奴”们收回这种投资的方式也没有什么新鲜的招数，也是以自己办各种红白喜事为契机，如此恶性循环，“礼奴”也就越变越多了。

专家提示

结婚送礼、过节送礼是中国的一种传统，不送礼是不现实的，因为送礼在中国的历史太悠久了。与“车奴”、“房奴”、“卡奴”们“俯首甘为孺子牛”的心态不同，“礼奴”们每每随份子都是咬牙切齿的。随着送礼的压力日重，很多社会学家呼吁，应该提倡不送重礼，有一些年轻人把自己的婚礼办得比较简单，提出“待客不收礼”，这样，不仅自己花费不多，还会省去还人情债的麻烦。一方面提醒新人要充分考虑到亲友的承受能力，一方面作为亲友也应该量力而行，不要攀比，也不要为“红包”的涨价推波助澜。

“卡奴”，城市“定向运动”者

张晶曾经办理了一张可以分期付款的信用卡，透支金额为3万元。去年，她在韩剧里看到双门冰箱觉得可以装很多东西，便也心血来潮地去商场刷了一个9 000多元的双门冰箱，分12期还款，每月连本带息要还900元左右。因为张晶是一个人生活，双门冰箱买回来后用处不大，冰箱基本就是聋子的耳朵成了摆设。但是，为了这个冰箱张晶每个月却要背上900元的债务，差不多一整年都不能买自己喜欢的衣服。后来张晶又用这张信用卡透支了2万元，面对3万元的债务，张晶又办了另外一家银行的信用卡，“拆了东墙补西墙”。现在张晶晚上一想起这些理不清的债务就觉得心里发堵，根本睡不着觉。如今的张晶已经变成了“祥林嫂”，见谁就跟谁唠叨。

张晶这种做法是很不可取的，银行的工作人员解释说，张晶这种卡套卡的债务是很难解套的。如果在信用卡的免息期内，可能这样以卡还卡能大幅度地提高信用额度，可是过了免息期如果还不上，信用卡就要收取滞纳金。这样下去，用一份钱就还不了多个银行的信用卡了，最好能把各个银行信用卡的透支款都付清。如果实在没有能力偿还的话，银行会先行进行催付，再不还的话，银行可能会报案，通过司法和公安机关进行催收。

正如这个银行工作人员所说的，这就是一种恶性循环，最终可能会因为这个吃上官司，更别说影响自己的正常生活和身体健康了。张晶一时冲动下办理的信用卡，使得自己直接走进了一种生活误区，这也是值得很多人借鉴的事情。

信用卡欠费的现象时有发生，这不仅影响个人的信用记录，还可能被处以刑罚。可以说小小一张信用卡就是一把双刃剑，善用卡片的持卡人能够把它作为理财工具，享受提前消费的便利和特定的刷卡优惠；而过度用卡的人则会让持卡人渐渐成为“卡奴”，影响自己正常的生活和学习，变得失眠、焦虑，甚至站到犯罪的边缘。

合理用卡要从理性办卡开始。与其选择卡面美观、开卡礼品诱人的卡片，不如多在意卡片本身的功能及提供的服务。

所谓适合持卡人的信用卡，首要标准自然是便利。比如银行网点就在自己住的小区或是公司附近，或者信用卡与工资卡或其他有定期资金流入的借记卡同属一家银行。这样，还款就会相对方便一些，不必每月一次，既费时又费力。

其次就是增值服务要多一些，最好能够免费。比如短信提醒功能对用卡安全有很好的保障作用，也能作为持卡人消费的二次提醒。只要账户稍有变动，持卡人就能第一时间掌握情报。有些银行的短信提示不设置门槛，而且全部免费，而有些银行短信提醒则只针对 300、500 元以上的金额变动，还有的短信提醒则需要持卡人支付一定的服务费。

另外，如果信用卡中心提供失卡保障，就能让持卡人更加放心。一般有这项功能的银行会对持卡人挂失前 48 小时内，经公安部门确认为盗刷行为的金额予以承担，不会令持卡人“雪上加霜”。

在现实生活中，拥有信用卡的人非常多，但刷卡不计后果的人毕竟只是一小部分。但对于那些刚拿到信用卡的人来说，往往因为缺乏经验而刷过了火，从而超过自己的经济能力，给后期偿还银行债务带来困难。如果是这样，就会直接影响自己的生活和工作，还有可能患上失眠、抑郁症等。

专家提示

一、利用好信用卡的免息期

使用信用卡进行刷卡消费等非现金交易时，从银行记账日起至到期还款日之间的日期为免息还款期。免息还款期最短20天，最长50天。需要特别说明的是使用信用卡提取现金没有免息还款期，从提取现金当日开始计算利息，而且是复利。

二、不盲目追求信用额度

高信用额度之所以为人们所追求，是出于实用考虑，人们都希望自己刷卡时卡里的钱足够自己使用。特别是购买大宗商品、出门旅行时，一张高额度信用卡可以为你平添不少的“底气”。但是，如果你够理智，一定不会忘记一点，那就是透支消费总有归还的一天，高信用额度必须要有高收入的保障才行。对自制力较差的信用卡用户来说，高信用额度很容易就给你造成还款危机，这不仅不会帮你还会成为你生活的“毒药”。有多项心理学研究数据表明，人们在使用信用卡消费时，要比使用现金来得大方的多，这点对自制力差的人来说更需要额外警惕。

睡眠小贴示

呼吸调节睡眠

在失眠的生理、环境等多种因素中，都有不同程度的心理成分参与其中，进而导致植物神经功能紊乱，交感神经和副交感神经之间的不平衡。而呼吸疗法加上意念练习，能使交感神经和副交感神经之间的不平衡得到纠正，改善腹部经络血气运行，自然有益睡眠，尤其对于植物神经功能紊乱导致的失眠疗效明显。现介绍几种常见的呼吸疗法，供有失眠症的朋友们参考、试用。

一、自然呼吸法

晚上上床后，情绪安定，不想杂事，平卧位、全身放松，两手平放于身体两侧。然后平静缓慢地进行腹式呼吸，即吸气时让腹部自然鼓起，呼气时让腹部徐徐松下去；吸气时间较短，呼气时间较长，两者时间比例约为1∶2。进行呼吸运动时还要有一种意念，即吸气时好像有一股气从脚跟往上升，一直到头枕部；呼气时好像有一股气从头部慢慢向下推移，最后从足趾排出。这样循环往复地一呼一吸，人就不知不觉地进入了梦乡。

二、胸腹式呼吸法

在睡前坚持重复做十余次，每呼吸一次，你就会有如进入梦乡似的境界，渐渐地在不知不觉中，进入睡眠状态。而这样的入睡，由浅入深，因而睡眠质量很高，能够达到自然入睡的境界，醒后神清气爽，精神饱满。具体方法如下：

1. 仰卧在被窝中，双手自然放在身体两侧，闭目，用鼻慢慢吸气，将吸入的气运入腹部中央，充满肺下部。将双肋向两侧扩张，以便吸入的气体能渗透到肺部的各个部位。

2. 接下来，徐徐呼气。先轻轻收缩下腹，待下肺部的气体全部呼出后，屏息一两秒钟，再开始下一次吸气动作。

提示：吸气时，慢慢举起双手至头上，手臂举到头顶部位；呼气时，慢慢将手臂沿弧线转回到身体两侧。无论是吸气动作，还是呼气动作，均要缓慢进行。

三、深呼吸催眠法

深呼吸催眠法是通过深呼吸来达到催眠效果。这种催眠法延长了呼吸的时间，可使人的身心得到彻底的放松。同时，还可调节中枢神经系统，使心率减慢，烦躁、焦虑或忧愁的心情逐渐趋于平静，因而能使人尽快安然入睡。深呼吸催眠法要领如下：

1. 失眠者要全身放松，心中不要有杂念，全身心投入，平躺床上，双手放在身体两侧，闭目。

2. 呼吸时要闭口，用鼻呼吸。吸气时要细、要沉，吸足气后再呼气，呼气时要缓慢，呼出后再吸气，如此循环往复。

3. 掌握好深呼吸的时间，一般宜在 15 分钟左右，以轻松入睡为度。持之以恒，可显著提高睡眠质量。

呼吸调节睡眠，应注意以下几点：保持卧室清新的空气，睡前要开窗换气 10 分钟左右，否则污浊的空气侵入人体，不但起不到催眠作用，反而对人体造成伤害。有严重呼吸疾病患者或身体虚弱者不宜用此方法；要注意卧室四周环境，以防光线、噪声影响疗效，使人难以入睡。

第七篇
感情的网网住了美梦

生活就是你睡不着的时候发生的一些事。

——福兰·雷博维茨

感情是这个世界上最美妙的事情，但也是最让人无奈的事情。爱情处理好就是只羡鸳鸯不羡仙，处理不好就有可能转变为“兵戎相见”；亲情处理好就是“家和万事兴”，处理不好家就“乱成一锅粥”。在当今社会，很多人深受感情的折磨，那些被遗留下的“剩男剩女”究竟怎样成功走进婚姻的城堡，从而摆脱三姑六婆耳提面命的“轰炸”，走出孤独寂寞的个人堡垒，不在寂寞的深夜一个人失眠？那些已经走进围城的人，又该如何更好地驾驭已经完全没有新鲜感的爱情呢？看来，这需要我们好好探讨一下了。

当友情出现危机

玲玲上初一的时候，认识了小芳，小芳的哥哥和玲玲是小学同学，两人自然成了朋友。他俩很有共同语言，啥事都在一起，坐车也在一起，两个人互相帮忙，总之就是非常好的那种朋友。上高中后，玲玲搬家了，再也不能和小芳一起坐车上学放学了，玲玲和小芳之间越来越生分，玲玲和新来的同学铭铭走得近一些了。小芳认为玲玲上高中后学习好一些，是故意躲自己的，不愿意与自己说话。小芳一想起这些就难受，但是她又不想当面和玲玲谈，她开始失眠了，晚上总是睡不着，白天一上课就瞌睡，学习也提不上精神。

友情是人不可缺少的感情之一，当两个人之间建立起真正的友谊时，能够互相想着对方，对方开心时为对方高兴，对方痛苦时为对方难过。很多人都有这样的经历，真正的朋友是在你悲伤无助的时候，给你安慰与关怀；在你失望彷徨的时候，给你信心与力量；在你成功欢乐的时候，分享你的胜利和喜悦。在人生旅途上，尽管有坎坷、有崎岖，但有朋友在，就能给你鼓励、给你关怀，就觉得生命充满了乐趣，让自己更加有信心走过最艰难的岁月。

当友情出现危机时，很多人都会手足无措，不知应当如何面对，别说是小芳这样的初中生，很多成年人也不知道应当如何面对。大家应当坚信真正的友情是经得起时间考验的，应该和朋友坐下来，诚心面对每一件事，“打开天窗说亮话”，把事情说清楚、说明白，相信真正的友谊是不会因为一点小事、一个误会就散伙的。

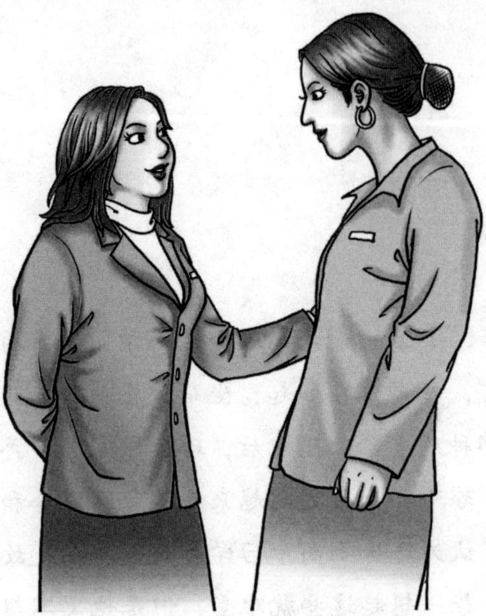

友情是相互的，想要朋友理解自己，更要理解朋友，朋友在需要帮助的时候，就要挺身而出。小芳要打开心结，多和玲玲沟通，把自己的想法告诉她，相信误会可以打开。如果这样，小芳的生活就会很轻松，也能睡一个好觉，会以更好的精神状态投入到学习中去。

专家建议

对待友情要顺其自然，坦然面对。友情也有倦怠期，也有新鲜期。如果两个人的友谊已经不再新鲜，就要放开自己的心胸，坦然面对。宽容可以让自己受益不少，要学会等待、学会宽容、学会体谅，真心对待朋友，不要急于求成，相信友谊长存。

当然，随着时间的推移，心智慢慢成熟，每个人都会认识到自己需要结交新的朋友，这样就不要把自己局限在某一个圈里，要放宽自己的心胸，给自己更多的交友机会，多结交一些良师益友。

“剩男剩女”的感情烦恼

小张是某公司经理，工作努力的他没有时间处理自己的个人问题，以至于现在“三张”了还没有个伴。因为小张工作在北京，所以老家的亲戚来北京，基本就把小张这儿当成了招待所。这些亲戚有很多是他的七大姑八大姨们，她们最关心的事情是同一个问题，那就是小张的终身大事。他们一见小张第一句话就是：“最近谈恋爱了没有?”得知没有后，就会语重心长地对小张说：“你现在已经30岁了，再不谈恋爱，以后找对象的范围会越来越窄的!”小张的爸爸妈妈也一直在电话里对他说邻居谁谁的条件不如他却结婚了，谁谁的工作没有他好还找了个漂亮媳妇。越来越多的言论让小张每天都在想“对象”，近些日子以来，他每天晚上都睡不着，好几个晚上都坐在阳台上抽烟，一直到天亮。

谁都有烦恼，其中较心酸的是那些大龄青年的烦恼，他们向往自由，想一个人安静地享受生活，可是这些大好青年却不被世人所理解。身为当代“剩男剩女”的大龄青年们，很多都在遭受来自家人、朋友的“狂轰滥炸”，很多人甚至因为这个苦恼而失眠。“工作上的压力，现在还能比较轻松地应对，但生活中的烦恼，有时真难处理。”这是来自一个“剩女”的话，清楚地解释了生活烦恼超过工作压力，并且已经成为他们睡不好觉的首要原因。

最让小张头疼的就是他的感情问题了，年近30岁的他至今还没有谈朋友，以至于天天遭受家人和朋友的“质询”。白天，小张待在百十平方米的办公室里，接触的只有同事，晚上经常加班，根本没时间、也没场合认识女朋友。除了恋爱烦恼，他每天还要疲于应付领导、同事、朋友和家人，几乎每天，他都被这些问题困扰着，根本没法安心睡觉。

当失眠成为越来越多人的老大难问题后，世人对于失眠产生原因的关注也是逐渐飙升。我国媒体推出针对白领人士睡眠问题的问卷调查，共有35 046 人参加了调查。当问到“您睡眠不好的原因是什么?”这个问题时，87. 53%参与调查的白领选择了这一项：生活烦恼和工作压力大，其中生活烦恼占 51. 54%。白领大多是高文化水平和高收入工作者，他们的工作节奏快、工作强度很大，这就使得睡眠时间和睡眠规律经常遭到破坏，人体睡眠生物钟一旦不稳定，睡眠质量自然也就差了。

生活中，大龄青年即现代人所说的“剩男剩女”要面对工作、恋爱婚姻、人际关系等太多问题，经常带着这些恼人的问题躺在床上，就会导致入睡难、质量差。“剩男剩女”们应放松自己的心情，这样好睡眠就会陪伴自己，好的工作状态就会回来，同时饱满而积极的生活态度也会吸引异性的目光，不经意之间就会解决自己的个人问题。

专家推荐

介绍几种放松心情的方法，希望可以帮助大龄青年们解决自己的睡眠问题。

一、时间遗忘法

时间是解决一切问题的最好方法。积极地忘记过去和眼前的不愉快，随时修正自己的认知观念。不要让痛苦的记忆牵制你的现在和未来，更不要把不良情绪带到工作中去。

二、自我解脱法

学会自我放松，在适当的情况下及适当的人面前想说便说、想笑便笑、想哭便哭；劳逸结合，实在不想做事的时候就给自己放假；可以追求卓越，但不必刻意追求完美。

三、读书学习法

读书看报不仅能增长知识、陶冶情操、充实精神世界，而且还有利于心理保健。可以通过阅读佳篇美文，咀嚼优美词句、体味感人故事、思索箴言警句、享受幽默笑话、神游海阔天空，从中汲取精神营养，忘却忧愁烦恼获得生活动力，扬起自信的风帆。更不妨抛开现实的烦恼，转移注意力，积极学习先进的事物，关注一下政治，努力提升自己的思想境界。

四、美化仪表法

在经济条件允许的情况下，要善于通过美化容貌仪表，把自己打扮得年轻、漂亮、精神一点。知识分子普遍都有一种怕别人瞧不起的心态，而美化仪表能有效地得到别人的注意和尊敬。

五、自主激励法

相信自己是最好的，也是最可以依赖的，树立顽强的自信心。积极正视和勇敢面对自己遇到的困难、压力和挫折。要相信机会对于每个人来说都是均等的，只有在准备中等待机会的人，才能成功地抓住机会。很多时候，人只有通过自我安慰、自我激励、自我控制情绪、自我积极的心理暗示，不断挖掘自己的潜能，培养并有效地展示自己的优势，才能走出属于自己的路。

六、深呼吸法

这种放松方法是 1972 年由布格发明的。当你过分紧张、恐惧的时候，可通过身体的放松来缓解心理的紧张。你可以深深地吸一口气，然后慢慢地呼气，这个过程能使肌肉很快地放松。同时不断地暗示自己“放松、放松”，把注意力集中在有趣的事物上，停留几分钟。可重复这几个步骤，直至缓解一些不良情绪。这种深呼吸的方法十分简单，无论是在假想情景还是实际情景中，都可以多次重复练习。

七、适当宣泄情绪法

保持稳定的情绪并不是让你感情冷漠，对什么事都没有情绪反应，而是不做无克制的发作。喜怒哀乐是人之常情，遇到伤心的事会哭，遇到快乐的事会笑，但要适当表现，不能过分。例如，亲人亡故是一件令人伤心的事，强忍不哭反而有害身体健康，泪水可以带走体内的有害物质，也可以缓解悲伤和紧张。但如果痛哭不止，并持续不断就属于不正常了。遇到烦恼，找个知心朋友倾吐一下，把想说的话说出来，就可以使心情平静下来。当你心里积满了怨气想向别人发泄时，你可以找一些个代替物来进行发泄，比如摔几下摔不坏的洋娃娃，打几下很粗的大树等。我们要学会发泄情绪，即发泄的对象、地点、场合和方法要适当，避免伤害别人。

信任，白领情感烦恼

张梦现在28岁，是公司行政主管，漂亮能干的她一直单身。去年有个男同事对小张表示了好感，她含蓄地拒绝了他，可他仍然很执著地每天下班前约小张吃晚饭，开始是不停地发短信，后来就打电话。小张被他的真诚感动，接受了他，两个人甜甜蜜蜜地开始了办公室恋情。可是一个月后，小张却从他人那里听说她这个男朋友还在与以前的女朋友联系，有人曾看到他们一起逛街。小张生气极了，发誓再也不理他，可是她却忘不了这个人，白天故意躲着他，晚上时常会想起他，以至于现在晚上经常失眠。白天小张在公司忙得团团转，晚上回家只想倒头大睡，让自己疲惫的身心休息一下。可是这些问题像是缠在身上的蚕茧，越是想忘记，越是缠得紧。就这样睁着眼睛到天亮，第二天顶着黑眼圈去上班。每天刚坐在办公椅上就觉得自己快要累死了，异常的疲惫。

现代白领们面对工作忙碌、职业压力大、交际圈子窄小等种种外界因素影响，延误了个人情感生活，或者目前的情感生活不尽如人意，感情上出现了失重状态。小张已经找到了自己的意中人，但因为他人的传闻就失去对对方的信任，就放弃对方，实在是太可惜了。

对于一份感情而言，信任是极其重要的，这是很多人都知道的真理。心理专家曾经说过："当对方感觉到你不再值得相信的时候，那么你们的问题也就相应出现了。"也许是一方欺骗了对方，也许是一方不能把对方放在心里，这些都很可能给他们的感情带来很大的问题。不信任产生了种种问题，压得人睡不着觉，以至于像小张这样睁着眼睛到天亮。对待这样

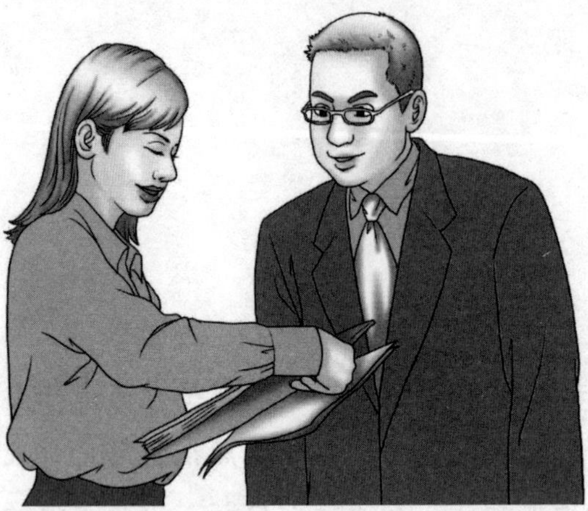

的失眠，不应“头痛医头，脚痛医脚”。应从病根上着手，解决了感情上的信任危机时，自然可以一觉到天亮。

出现信任危机时，两个人最好的解决办法是好好地谈一谈。也许有人会说已经没有谈的必要了，但是任何事情如果不试一试也不会知道结果的。双方都应该静下心来好好沟通，究竟是哪些事情会容易使自己感到对方不值得信任呢。还有一点应该注意到的是，每一个人都应该问问自己，看看自己是不是很容易就去怀疑别人。如果发现自己是个多疑的人，那么就应该学着去相信对方了。

专家提示

下面这些方法教你如何建立起对爱人的信任：

1. 约会注意要准时，如果可能迟到的话，先打电话告诉对方迟到的原因。

2. 信守诺言，答应对方某些事情时，一定要做到。

3. 任何时候都不要说谎。即使是没有什么恶意的谎言，欺骗也是不好的。

4. 即使在争吵的时候，也要做到公平。

5. 多为对方想一想，学着体贴对方。

6. 做个很好的聆听者。

7. 当事情出现不好的情况时，反应不要太过激烈了。

8. 别翻旧账。记住，有些话说出来了，就再也没办法收回去了。

9. 不要经常吃醋，要适度。

冷静沟通，可解开心结

万明小的时候家里条件不好，比较穷，所以包括万明在内一家人都很节约。后来万明通过自己的努力到城里工作，收入不错，还娶了一个漂亮的城里姑娘小姜。小姜觉得自己家条件好了，就提议出去旅游，去全国各地走一走、看一看。万明认为小姜不会过日子，不但不愿意出去，还就此事训斥了小姜好几天。小姜左想右想都想不明白，自己家里日子还算可以，两个人都有年假，出去转一转也是正当的，怎么就成了不会过日子，难道天天守着钱过日子就成了会过日子吗？小姜为此事辗转反侧，难以入睡。

在感情生活中，很多人会走极端。面对那些长时间沉默寡言的人，有些女人就会以为自己的丈夫已经不爱自己了。从最初的猜疑慢慢变成内心的肯定，一方太过肯定，而另一方明显的就是被误会，这个时候很多夫妻就会选择争吵。其实吵架也不一定就是坏事，但前提是能够处理好。如果处理不好，就会对你们的感情产生很不好的影响。大喊大闹是不对的，动手打人就更不对了。你必须创造出属于自己的吵架风格。

几乎人人都知道沟通非常重要，但是如果问到什么才是真正的沟通，这个问题谁能回答？也许有人会说我们每天都在讨论关于股票或者家长里短的，话说了不少，为什么没有什么效果呢？其实真正的沟通是和对方分享自己的目标、思想和梦想，而绝不是讨论今天谁去接孩子放学等。

很多夫妇经常吵架，几乎就是三天一大吵两天一小吵。对于很多人来说，这是让自己觉得非常烦的事情，有些男人甚至不想回家。见到自己的老婆说不了几句话就觉得战事又拉开序幕了。每天至少花上 5 分钟的时间和对方沟通，这是非常重要的。你们可以面对面地聊天，可以打电话，也可以发邮件。当然了，你们还可以定一个时间来交流，比如说晚上吃饭的时候等。总之任何形式都可以，但是前提是一定要沟通。

不要忽视这小小的沟通，它可以帮助你解决很多感情中遇到的问题。当然，有时候，你觉得沟通不是很有效的时候，也可以去咨询一些专家的意见。

专家提示

找个合适的时间和对方把问题说明白，双方努力沟通，没有解决不了的事。一定要保持冷静，要确定对方在认真听你说。当对方在说话的时候，反应不要过于激动。交谈要坦诚，记住了，有分歧并不代表对方不尊重你。

夫妻双方不一定要有相同的兴趣爱好，但是必须要有默契。默契是个很抽象的名词，有一句话叫做“身无彩凤双飞翼，心有灵犀一点通”，就是这种不用说出来的互相领会，会让人觉得夫妻间真的存在心灵相通。如果你们出现了什么争执，那么你应该想想自己是否能做出让步，能否与对方坐下来细心沟通。不论是哪一方都要相信“家和万事兴”，只有家庭和睦了，才能安心干事业，开心过日子，也才能保障有一个好睡眠。

金钱不是感情的绊脚石

2008 年 5 月邱明开了一家广告公司，不光没赚到钱，还欠了员工的工资与房租。邱明一家的日子过得紧紧巴巴的。他小舅子 2008 年 3 月从他那里借了 10 000 元钱，但是一直没有音信。邱明靠做点小买卖每月收入只有 2 000 元，面对近 10 万元的债务，他真有点吃不消了。邱明主张向小舅子要回欠款，但是他爱人认为小舅子刚添了孩子，还这些钱有困难。一边是巨额债务，一边是难以割舍的亲情，弄得邱明每天都吃不香、睡不好，妻子也整天叹气。

对于任何夫妻或者情侣来说，金钱问题都是很棘手的问题。在一个家庭中，谁来决定金钱政策，每个月的花费要严格控制在什么范围，这些都是夫妻们经常要遇到的问题。毕竟过日子就是柴米油盐的事情，哪天都离不开钱。所以金钱问题其实是非常敏感的问题，这也是很多人都不愿意去谈论的事情。

萨克雷说："金钱可以买床铺，但不能买睡眠。"金钱与睡眠好似格格不入，其实却密切相关。一个人没有钱，只能是居无定所，基本生活保障都没有，更别说有一个好的睡眠了。那些流离失所的人，他们关注的是自己的生存问题，能不能睡一个好觉是并不重要的。但是，有了钱就能保证有好的睡眠吗？也不尽然，生活中有很多大富翁，守着花园洋房、锦衣玉食，却夜夜不能安眠。调节好金钱与睡眠之间的关系，让金钱保障睡眠又不影响睡眠，才是上上之策。

没有合理的金钱观，不能处理好金钱关系，只能让金钱困扰着个人的

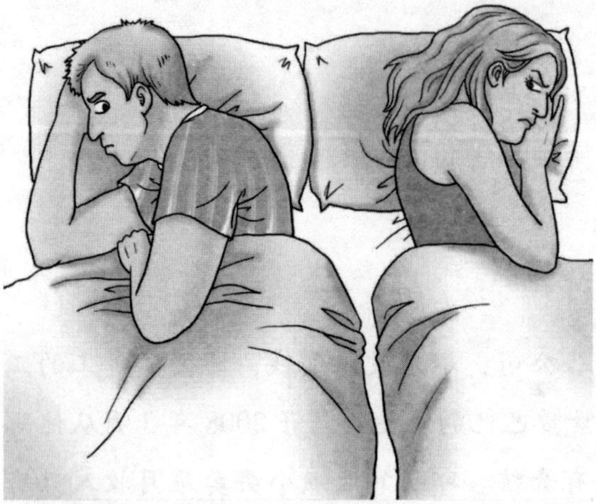

睡眠，也影响个人的身体。邱明夫妻就是没有处理好与弟弟之间的经济关系，让自己增加了心理负担和经济负担，这才造成失眠，他们应从根源上着手，与弟弟开诚布公，巧妙地处理好与弟弟的经济关系，这样才能保证自己有个好的睡眠。

专家推荐

每隔三个月，夫妻就应该进行一次“财政方面的会谈”，制订短期和长期的财政目标。计划好双方应该花多少，省多少钱等。其中一方掌权是很正常的，任何一个国家都会有它的领导人，家也是这样。但是掌权不是全部剥夺另一方的权利，任何政策的执行都需要双方互相商量。尤其是遇到大的问题时，千万别一个人拿主意，最好还是和对方商量一起作出决定。

不要让家务干扰了感情

小林和小黄都是80后的独生子女，一直生活在父母庇护下的他们几乎都不会干家务。去年二人在亲朋好友的祝福下结婚了，但是婚后他们的问题越来越多。小林每天下班回家要做饭、洗衣服，面对一大堆干也干不完的家务活，小林少不了一顿唠叨。小林让小黄一起干，刚开始小黄体谅小林，认为一个女人家又上班又干家务太累了，就帮着小林干。可是过了不到一个月，小黄就觉得太累了，很少干家务活了。小林要求请人做，小黄却认为两人收入不高，请保姆的费用太高了。两个人为此没少吵架，后来小林干脆不理小黄，但是小林却发现自己心里总是有事堵着，经常睡不着觉。

在很传统的年代，家务事就是女人的事情，俗话说得好，男主外女主内啊！但是现在是新时代，很多男人如果仍然保留着以前的那种家务事就是女人的想法，那就是大错而特错了。

不过现在不论男女，都是在蜜里泡大的，跟父母生活惯了，恨不得衣服有人洗，饭有人做，吃完饭一抹嘴抬起屁股就走人。他们的生活就是上上网，听听歌，做自己想做的事。但是既然结婚了，就独立了，不能再过小王子、小公主的生活，得干家务，得什么都能拿得起放得下。因为家务这点小事，就吵架、离婚，不仅影响了自己的身体还影响了两个人之间的感情，像小林、小黄这样吵下去，睡不着觉是常有的事。

现在，家务这个问题确实是很多夫妻吵架的根源所在。女人一般都喜欢公平，当然了并不是什么都要平分，但是还是要公平一点才觉得心里舒服，做家务也是这样，要男人跟自己一道分担，哪怕做得少一点。男人也要体谅女人的难处，她们在外面和男人一样打拼，回到家还要做家务，很不容易。男人应尽可能地多做一些家务，尽量让女人从无尽的劳累中解脱出来。

作为女人，你应该选择在双方心情都愉悦的时候和对方商量家务问题，谁愿意负责哪些家务，他是否愿意倒垃圾，或者他是否希望你下厨等等，这些你们都可以讨论。如果你们无法就这些问题达成共识，你们也可以找其他的办法来解决，记住一点，心态一定要好。

专家提示

家务是每一个家庭成员共同的责任和义务，新新人类要处理好家务问题，要从以下两方面着手：

一、主动分担家务才能更好地维持感情

成立一个家庭就必定有不少的家务活，夫妻双方都要互相体谅才对，谁的工作比较辛苦另一方就多做一些。大家都主动一些，特别是双职工家庭，两人都有工作，每天都要上班，靠的是互相理解、关心和体谅，才能更好地维持双方的感情。

二、做家务也应该平等

家务，应该由夫妻双方共同承担，让妻子一个人承担，这是不公平的。随着社会的发展，这一切都在改变，如果还是由妻子做，这不仅会增加妻子的负担，还会影响夫妻间的感情。

亲情出现危机

方林骨子里很传统，他婚后每年都要带着爱人回自己家过年。方林的爱人小梅是个独生女，面对自己的父母每个大年三十都孤零零守着电视小梅心疼得不得了，她要求回娘家过一次年，或者把自己的父母接过来一起过。可是婆婆极力反对，称："过年的时候家里有外人，太别扭了。"小梅一听就生气了，自己的父母在亲家眼里竟然成了"外人"，婆婆是个知识分子，竟然说出这样的话。想着这些小梅就生气，不理会丈夫和婆婆，并强调过年的时候她一个人回娘家过年。面对突然倔强起来的小梅，方林不知如何是好，睡眠也渐渐出现了问题。

在传统社会，一个人的存在就是各种关系的融合，这其中亲戚之间、邻里之间的感情都是相当深厚的。然而随着时代的发展，亲戚邻里的感情越来越淡漠，以致于出现了"穷在街头无人问，富在深山有远亲"式的亲情关系。人类是感情动物，亲情、友情、爱情以及其他一些人情关系都是不可缺失的。

小梅这样的情况，不是个例，一般女方父母怕亲家有意见，不敢提出让女儿和自己一起过年，哪怕他们想女儿想得要命，也对女儿说："放心在婆家过年吧！"而很多婆家理直气壮、理所当然认为每个除夕都要在他们家过，不然媳妇不孝。但是很多婆家要求媳妇必须一起过年并不是想媳妇想得不行，而是把媳妇看作全家福上的一个背景，不可缺少的背景。至于媳妇的父母需不需要天伦之乐，就想不到了。

大家在日常的生活细节上养成习惯，重视每一次与亲人交流的机会。

其实许多人也提到，平时逢年过节会有一些家庭聚会，在这样的场合中大家可以多做些沟通，不要吝啬一两句关心的话。另外，也不要忽视电话、电脑这些放在我们身边的通讯工具。有时候，这些看似举手之劳的行为，往往就因为懒得去做这样的借口而轻易放弃了。

面对亲情的失衡，方林应从自己出发，多为他人着想，不能仅顾自己的利益。家人之间的关心及支持不仅能帮助他人走出困惑，更能让自己开心生活。方林要多从小梅的立场着想，对她多一分体贴和照顾，从她的角度去关爱自己的岳父岳母，那事情就好办多了。

如果说我们一天要做 10 件事，那么给亲戚朋友打个电话表示问候一定会被放在最后一件。但是我们往往无法在一天内完成这 10 件事，所以最后一件事势必顺延到第二天。可是第二天还会有 10 件事，再加上前日所遗留下来的，又无法全部完成。日积月累，最后一件永远是最后一件。方林多给小梅及岳父母一些关爱，勇于面对问题，相信可以重拾家庭的和睦，并会找回自己的睡眠。

专家建议

如果你在自己的生活中遇到了以上任何一个问题，下面这几点小建议对你也许是很有帮助的。

一、相互尊重

行为举止都要尊重对方，即使是在争吵的时候，也不要说太重的话来贬低对方。

二、学会感谢对方

感谢对方，这样对方就知道，其实你还是很在乎的。即使在很小的事情上也要学着说谢谢，毕竟生活有时候真的很平淡，需要一些小小的波澜。

三、不要理想化，要切合现实

如果你总是希望对方能满足你全部的欲望，那么你就是在做白日梦。生活就是柴米油盐酱醋茶，没有那么多奇妙的相遇，也没有那么多的惊喜，学着接受生活中的平淡和看似枯燥无味，但这才是真正的生活。

四、站在对方的角度思考问题

要清楚地知道一点，你们是不同的个体，有着不一样的家庭背景，所受的教育也多半不会一样。与其埋怨对方不关心自己，还不如去接受对方和你的思维不同这个现实。这样以后再有争吵，也知道站在对方的角度想一想了。

五、幽默是生活的润滑剂

幽默是一种才华，也是一种生活的润滑剂。凡事学着想开些，好好享受自己的人生。即使开始的时候会有很多的不精彩，但是生活靠自己在过，它的未来需要你描绘。

睡眠小贴示

哪种性格的人容易失眠

具有下列性格的人容易失眠：

一、完美主义者

这类人往往自我要求过高，凡事想得尽善尽美，在现实中一旦计划或梦想破灭，往往过于自责，唉声叹气，因而易失眠。

二、生活过于严谨者

这类人谨慎，一切都要中规中矩，有半点不合，也会掀起情绪的波澜。

三、沉默寡言者

这类人大多会把不顺利的事情闷在心里，郁积过多，自然长夜失眠。

四、容易情绪化者

容易情绪化的人通常比较敏感，对微小事情反应很大，但又常常驾驭不了自己的情绪，只好在床上任思想天马行空。

五、自卑感重的人

这类人稍微遇到点挫折或矛盾，就认为自己能力不行，深深自责。

第八篇
不同年龄的人失眠对策

干完苦活后睡觉，大风大浪后靠港，战争结束后安逸，度过一生后死去，都是多么令人满足。

——埃德蒙·斯宾赛

渴了喝水，饿了吃饭，困了睡觉，这些都是再平常不过的事情了。然而有些人却因失眠而无法入睡，导致自己精神颓废、注意力不集中，严重影响了正常的学习、工作和生活。患有失眠症的人跨越了各个年龄段，治疗时只有因人而异、因时而改，才能使每一个陷入失眠困境中的人得到解脱。

儿童同样会患失眠

真真5岁了，每天凌晨一觉醒来都会失眠，嘴里还胡言乱语地说着动画片或电视剧里角色的语言，有的时候还会配上一些动作。他这样做，扰得一家人不能入睡，也跟着他受罪。到了早上，别人都起床了，他却又睡着了，而且没人打扰通常会睡一上午，醒来后一切正常。

人类的正常睡眠，一般是由浅睡眠期到深睡眠期再到浅睡眠期这样几个周期反复而构成。儿童的睡眠周期和大人是相同的，先是进入深睡眠，这时儿童睡得特别熟，不容易吵醒，一般持续70～120分钟，然后转入20～30分钟的浅睡眠，一夜如此交替3～5次。

新生儿时期，婴儿的睡眠时间长，浅睡眠和深睡眠各占50%，我们常见到婴儿睡着有微笑、皱眉、吸吮等动作，这就是婴儿在浅睡眠期。婴儿的浅睡眠期到深睡眠期周期很短，而且次数多，伴有不太能分清昼和夜。随着婴儿的成长和脑神经的发育完善，婴儿的总睡眠时间相应减少，渐渐养成夜里长睡白天小睡的节律，浅睡眠期到深睡眠期的周期也相应延长，深睡眠时间占总睡眠时间的比例相应提高。专家认为：12～

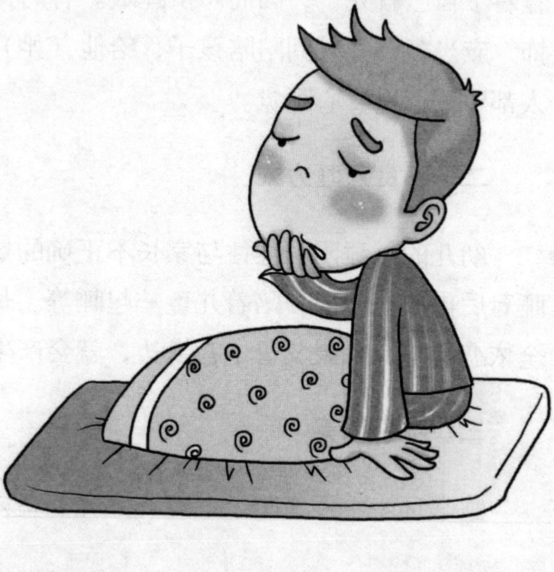

24 个月的孩子应一夜睡到天亮，白天小睡 1 ~ 2 次。

宝宝在浅睡眠期有各种动作，有睁眼、吸吮、翻身、哭啼，有的还会抬头张望。随着宝宝的长大，白天活动增多，晚间浅睡眠期的表现除了肢体转动外，还会有梦语、夜哭等，但这些动作大多是无意义的，即使睁眼也是无光的。排除生理性原因外，一般几分钟后，又能进入深睡眠期。也有不少孩子醒来后睁着眼睛躺在黑暗中，不声不响，过一会儿就又睡着了。大部分宝宝即使小便、喝水后，也能很快入睡。

其实孩子和成人是一样的，只是儿童不知道黑夜中必须躺在床上，自我控制和约束的能力差，醒来后，有的哼哼唧唧找妈妈，有的哭闹一顿，有的则干脆坐了起来。

可能大家都认为，如果能像孩子一样安睡，没有睡不着的经历那该多好，殊不知孩子也会有失眠的问题。如果儿童失眠没能得到良好的处理，对孩子的身心健康将造成很大的负面影响。

儿童失眠的原因主要有以下几种，家长应针对具体情况作出判断。

一、睡眠恐怖

4 ~ 12 岁的儿童对夜晚恐怖，有的儿童将睡眠与死亡混为一谈，认为睡着了自己就死了，因而恐惧睡眠。有的父母往往不知道孩子对夜晚的恐怖，应当多一些时间陪陪孩子，给他（她）讲明白夜晚并不可怕，每一个人都要在夜里安心睡觉。

二、不良入睡方式

幼儿的入睡困难往往与家长不正确的抚养方法有关，如抱着孩子等其睡着后再放在床上，陪着儿童一起睡等。长此以往，幼儿对父母有一种安全依恋心态，如果父母不在身边，就会产生入睡困难。

三、环境因素

睡眠环境中声音嘈杂、灯光太亮、室内过热过冷、湿度太大、床铺不舒适、房间太拥挤与学习压力大等都会影响入睡。

四、睡眠节律紊乱

孩子上学后，夜晚学习时间太长，原有的睡眠——觉醒节律被打乱，导致出现失眠现象。

五、生活不规律

婴幼儿失眠的原因一般是饥饿或过饱，身体不舒适，睡前过于兴奋，生活不规律，环境改变或嘈杂，因与亲密抚养者分离而产生焦虑。另外，孩子睡前喝咖啡，喝可乐，吃巧克力、服用中枢兴奋剂等都会影响入睡，造成睡眠障碍。

专家提示

在了解儿童失眠的原因后，可以有针对性地帮助孩子解决失眠问题。对于有心理障碍的着重解决心理障碍，如因睡眠习惯不良则改善睡眠习惯。总之“对症下药”才能更好地解决孩子的失眠困扰。

专家提醒家长，对于一些失眠表现严重的孩子，应及时带其接受专业治疗，以免引发更为严重的疾病。此外，还可以通过网络、电话等方式咨询专业医生，以便在生活中给孩子更好的健康指导。

青春期孩子患上失眠症

莹莹从小是一个听话的孩子，什么事都听父母的。当她刚上初一时，不和男孩子说话，感觉和男孩子交朋友会影响学习。不知道怎么回事，到了初二，她开始喜欢和男孩子说话，并试着和他们做朋友，她感觉这样很开心，而且学习成绩也有所提高。一次他与一个同学到公园里玩刚好被她母亲碰到，虽然妈妈没有说什么，但是她还是很担心。回到家她都不敢看妈妈的脸，晚上躺到4点才睡了一小会儿。接下来的几天，她都是这样，天天晚上都睁着眼睛到三四点才睡着。

近年来，失眠不再是中老年人的“专利”，有向青少年人群蔓延的趋势。经过调查研究后，美国一个研究睡眠的专业组织对失眠人群年轻化这个问题予以证实。

美国研究睡眠的专业组织在其年会中指出，美国的青少年普遍有失眠的问题，而这个问题并未被正视。在中国针对一千多位13至16岁的青少年所作的访谈结果显示，有三分之一的青少年在生活上会有失眠的症状。约有17%的青少年表示一个月至少会有两次无法入睡、无法熟睡、无法复睡的困扰。专家指出，这种现象的确有点令人意外，共同的问题点都是无法入眠，睡眠质量或是入睡的时间都是一个严重问题。

试验者的性别及在社会上的经济地位，是影响这个研究的两个原因，处于较低的社会经济地位，会增加失眠的风险，而且女孩的失眠几率也比男孩高出50%。女孩在生理期开始以后，失眠症会明显增加，生理期之后的失眠率是之前的2.5倍，这也是这个特定的年龄层里，男女的失眠率有明显差异的原因。对男孩子而言，失眠和青春期似乎没有关系。不同的人种、种族或父母的婚姻状况，并不会改变男女两组的失眠情形。

专家推荐

按摩穴位可以预防失眠，从医学的角度来讲，睡眠与精神科和神经科有着密不可分的关系。从自身体会角度来看，在接受按摩后，身体的痛感消除，睡得很香。所以，身体状态不佳时，说不定按摩穴位是一种好办法。

穴位的功效并没有被西方医学所证实，在中医学上有“针灸刺激疗法”，该方法与其说是治疗，倒不如说是穴位的刺激和按摩可以使症状缓解。下面介绍对解除失眠有效的主要穴位。

背部主要有：膈俞、膈关、至阳、肚食、肾俞、膈食；胸腹部主要有：鸠尾、巨阙、不容、期门、大巨、关元；头部主要有：天柱、百会。

具体的按摩方法有：

1. 患者仰卧位，另外一个人坐在患者头部上方，以右手食、中两指点按睛明穴 3～5 次后，以一指或双拇指推法，自印堂穴向两侧沿眉弓、前额推至两太阳穴处，操作 5～10 分钟。然后双手拇指分别抵在两侧太阳穴，换用余下四指推擦脑后部风池穴至颈部两侧，重复两遍，再以双拇指尖点按百会穴。

2. 患者坐位，另外一个人站在患者右侧，用右手五指分别置于头部督脉、膀胱经及胆经上，自前发际推向后发际 5～7 次。然后另外一个人站在患者之后，沿两侧之胸锁乳突肌拿捏，拿捏肩井穴 3～5 次。

3. 患者俯卧位，另外一个人在其背部用滚法，操作 3～5 分钟。心脾亏损者，可多按揉心俞、脾俞；肾虚者，可多按揉肾俞（腰部两侧）、关元俞，最后再点按神门、足三里、三阴交。

4. 自我按摩。可在每晚睡觉前，坐在床上进行如下按摩：①揉百会 50 次；②擦拭肾俞 50 次；③摩脐下气海、关元 50 次；④揉按足三里、三阴交各50次；⑤擦涌泉100次；⑥仰卧于床上做细而均匀的深呼吸30次，全身放松意守丹田即可入睡。

5. 每晚临睡前先揉足三里、三阴交，每穴1分钟，再掐按内关、神门穴1分钟，再用双手掌根部揉擦背部，以有热感为宜，重点按揉心俞、脾俞、肝俞。最后平卧闭目养神，不生杂念，用拇、食指按揉双侧睛明穴，连续揉按3～5分钟即可产生睡意。

6. 神门穴位于手腕内侧（掌心一侧），小指延伸至手腕关节与手掌相连的一侧，是针灸经常取用的穴位之一，对于心慌心悸以及失眠都有很好的保健作用。只要想起来，我们都可以用手指按揉此穴，力量不需要太大，也不必追求酸胀感。

7. 天柱穴在脑后发根部，用两个大拇指缓慢地揉天柱穴，头痛就会减轻，心情平静下来就容易入睡了。

8. 鸠尾穴在胸骨的下部（正好是鸠尾中央部位），用两个大拇指平均按压鸠尾穴，会消除焦躁不安，带来心态安宁的睡眠。

9. 膈食穴位在肩胛骨稍下一点的脊椎骨处。用手夹住两侧，用两个大拇指按压膈食穴，慢慢地腰部以下的寒证、酸痛等得以缓解，人就容易入睡了。

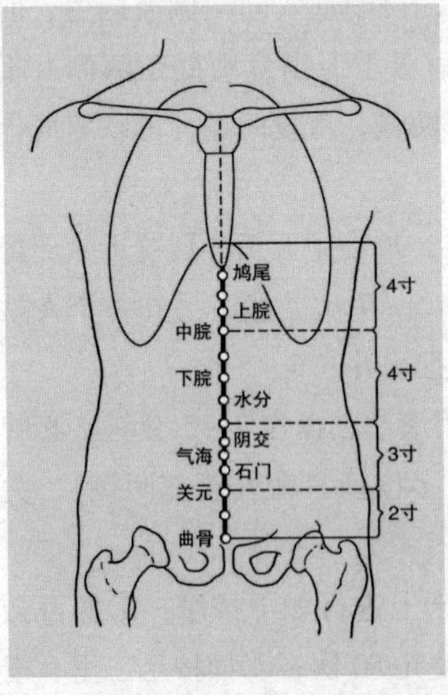

10. 关元穴在肚脐下3指处，将双手叠在一起按压关元穴，也可以按摩其周围，待心情平稳下来，睡得就会很香甜。

11. 百会穴位于头顶部（两耳连线的头中央处）。用大拇指缓慢按压百会穴，会使情绪安定下来，比较容易入睡。

另外，有些患者服用中药后睡眠变得很好。但是，每个患者的症状是不一样的，一定要到正规医院的专科门诊去看，请医生开药方，而不要自己随便找点药服，否则弄不好会出问题的。

值得注意的是，用按摩疗法治疗失眠，不宜用叩砸、提弹等兴奋手法，应采用有镇静安神作用的缓慢轻柔的表面按摩或深部按摩。

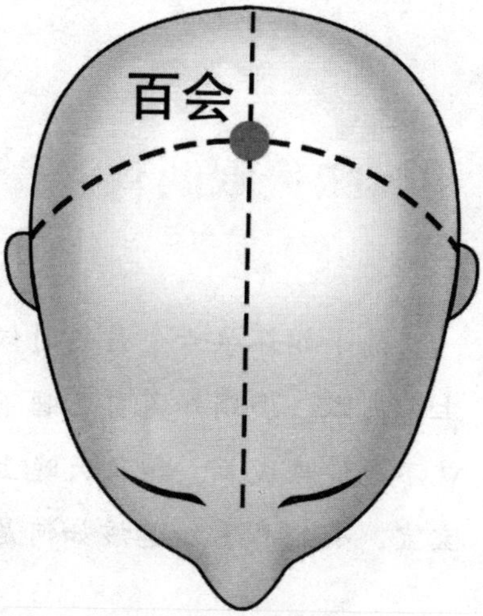

还有一个治疗失眠的小窍门，就是每天洗脚后按摩涌泉穴 10 分钟到 15 分钟。涌泉穴位于足底前部的凹陷处，第二、第三趾趾缝纹头端与足跟连线的前 1/3 处。对于治疗神经衰弱、精神减退、倦怠感、妇科病、多眠症、高血压、晕眩、焦躁、糖尿病、过敏性鼻炎、更年期障碍、怕冷症、肾脏病等也有很大的帮助。

孕妈咪失眠两代受影响

陈小娟怀孕六个月的时候很痛苦，因为她根本就睡不好，几乎每天晚上都失眠。小娟知道自己睡不好，身体各方面的机能都跟不上，这样孩子就不能健康成长。她每天晚上强迫自己睡觉，但越是这样越睡不好。为了宝宝，小娟真不知道该如何是好。

宝宝就好比是一粒种子，需要在适宜的土壤与环境中才能顺利的生长、发芽。孕妇调节好自己的身体，就是给宝宝提供适宜的生长环境，孕妇调适好睡眠，是一件关系着宝宝生命质量的大问题，不容忽视。

妊娠失眠是怀孕女性常见的问题，因为常见，所以有不少孕妇认为是正常现象而不加重视。当然，失眠不严重，胎儿的生长发育不会受到影

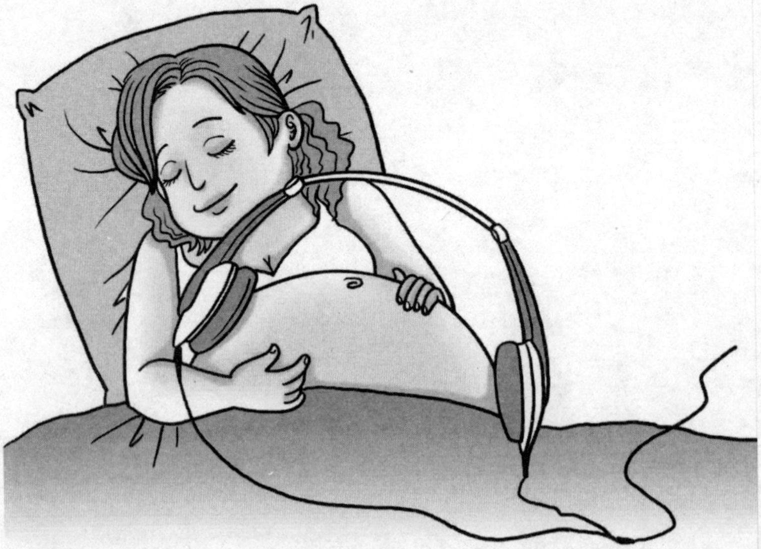

响。但是长时间的严重失眠会通过影响母体的健康或多或少为胎儿的正常发育带来障碍，因此，妊娠失眠，特别是严重的失眠状况还是值得怀孕女性及家人重视的。

怀孕时期，头部、腰部难免感到不适或疼痛，这些身体不适都会造成孕妇夜间失眠。因为不适症状的持续造成失眠的长期存在，这会逐步破坏孕妇神经系统、消化系统和免疫系统的正常运行，从而间接影响到胎儿的健康。有一些孕妇因为失眠惊悸、多梦易醒，白天往往神情倦怠、食量减少，导致胎儿无法吸收到足够营养，出生时形体略显瘦小；还有些母亲，因为免疫系统出现严重异常而造成流产。这绝非危言耸听，有调查显示，免疫系统异常占流产因素的78%。因此，孕期失眠虽然在某种程度上不会造成严重后果，但也绝不是可以置之不理的问题。

值得注意的是，孕期失眠虽然应该得到重视和解决，但改善症状也不能过于心急、盲目。各位准妈妈，重视孕期失眠是必要的，但更为必要的是要掌握恰当的孕期失眠调理方法。如何才能让孕妈咪睡好觉呢？

一、控制睡眠时间

孕妇因身体各方面的变化，容易感到疲劳，故睡眠时间应比平时多 1 小时，最低不能少于 8 小时。怀孕中后期，每天中午最好有 2 个小时左右的午睡时间。

二、注意睡觉姿势

孕妇睡觉的姿势也会对睡眠质量产生影响。一般来讲，妊娠早期子宫增大不明显，入眠体位对胎儿的影响不大，故对睡眠姿势无特殊要求。妊娠 5 个月后，子宫的重量、容积显著增大，子宫与周围脏器、血管的毗邻关系也发生了变化，特别是妊娠 7 个月后，孕妇自身体重和胎儿体重增加，这时期的入眠体位可直接影响子宫的血流量。

孕妈咪最好入睡时采用左侧卧位，尤其是妊娠后期。左侧卧位可减轻子宫的右旋转，减轻妊娠子宫对主动脉、髂动脉的压迫，使之维持正常的张力，保证胎盘的血液灌注量，使孕妇不易发生下肢水肿、下肢静脉曲张和胎儿发育不良等病症。

三、运用辅助工具助睡

孕妇长时间左侧卧位会不舒服，有的人会觉得很困难，平卧时可在右侧臀部垫以毛毯、枕头或棉被等，使骨盆向左倾斜，同样也能起到左侧卧位的效果；对于下肢浮肿或静脉曲张的孕妇而言，睡眠时应将腿部适当垫高。再有，孕妇在怀孕中后期，感觉到气短是很正常的。夜间睡眠时，可用枕头或者专用的孕妇枕头来把自已垫高，这样呼吸和睡眠会容易些。

四、预防腿抽筋

大约有半数以上的孕妇，在孕中期会出现腿部抽筋，尤其在晚上睡觉时容易发生，影响持续睡眠的进行。这是因为在孕中期后，孕妇的体重逐渐增加，双腿负担加重，腿部的肌肉经常处在疲劳状态。另外，怀孕后，身体对钙的需要大大增加，钙和维生素 B 补充不足也是发生抽筋的一个原因。

孕妇为避免腿部抽筋，应注意这样几个问题：站立时间不要过长，以免腿部的肌肉过于疲劳；睡前轻轻按摩双腿及脚。此外，还要多吃富含钙及维生素 B 的食物，适当补充钙剂、维生素 D；保证适当的户外活动。

专家提示

不少孕妈咪在等待孩子呱呱坠地的过程中，除喜悦和好奇外，或多或少都会有些忧虑与烦恼。除了妊娠反应，孕期还有以下几种疼痛，往往是失眠的主要诱因。身为孕妇，应该对症治疗或及时就诊。

头　痛

少数孕妇在怀孕 6 个月后，会出现一种日趋严重的头痛，有的还伴有呕吐，看东西模模糊糊。同时下肢浮肿、血压增高，检查尿中有蛋白，这就是我们常说的妊娠高血压综合征的表现。

胸　痛

孕期胸痛时有发生，好发于肋骨之间，疼痛部位不固定，可能是由于怀孕引起某种程度的缺钙，或是由于膈肌抬高造成胸廓膨胀所致。

胃　痛

孕期由于消化器官肌肉蠕动减慢，使人有胃部饱胀不适感。还有的孕妇因不断返酸水和胃灼痛而一筹莫展，这是因为怀孕引起胃的逆行蠕动，致使胃中酸性物质返流，刺激黏膜引起的。

腰　痛

随着怀孕时间的增加，孕妇会感到身体沉重，站立或步行时，为保证重心前移的平衡，必须挺胸、突肚，再加上双脚外八字分开，这样就必然造成腰部脊柱过度的前凸弯曲，引起脊柱性腰痛。

腹　痛

有些妇女，尤其是子宫后倾的妇女，在怀孕初期感到骨盆区域有一种牵引痛或下坠感。日益增大的子宫进入骨盆，还易引起耻骨联合或骶髂关节的疼痛。

更年期妈妈失眠

葛明40多岁了，她的独生儿子今年大学毕业，面对巨大的就业压力，葛明比儿子更着急。她本来就有更年期表现，现在白天晚上都为儿子着急，她失眠了。每天晚上她都在床上盯着天花板，有的时候实在睡不着，就起床整理东西，可是第二天发现自己整理的都不对。

失眠是妇女更年期最明显的症状表现之一，是一种十分常见的现象。专家表示，更年期妇女失眠不仅会带来极大的身心痛苦，还会加重更年期妇女的生理恶性循环，使更年期症状更加明显。

那么，更年期妇女失眠是什么原因造成的呢？

1. 更年期妇女失眠超过七成以上都是由于雌激素减少，内分泌变化所致。由于雌激素减少，卵巢功能迅速下降，许多症状随之而来，女性就会出现心悸、胸闷、忧虑、抑郁、易激动、失眠、记忆力减退等现象。内分泌变化再加上外力伤害时，更年期妇女显得更加脆弱，思想变得不集中，时常感觉腰酸背痛，消化系统对营养的吸收减弱，骨质疏松、关节痛随之而来，而且产生抑郁情绪，也更易加重更年期妇女失眠。

2. 从心理应激反应上来看，更年期妇女随着年龄的增大，耐心愈加不足，易激惹，也就更容易失眠。很多更年期妇女自己都能明显感觉到，以前看得惯的事情，现在开始挑剔、看不惯，这样的情绪产生后，也会加重失眠的症状。

3. 人到中年，社会和家庭中承担的压力越来越大，许多更年期妇女开始成为家里的经济支柱，面对各方压力，失眠也随之产生。

更年期是一个自然的生理过程，而更年期妇女失眠则是更年期最明显也是最常见的表现之一。因此，更年期妇女失眠没必要感到恐慌和焦虑，只要正确对待，及时进行心理治疗，并在医生的指导下合理用药，是完全可以得到改善的。

专家提示

更年期妈妈面对工作、生活、自身等多重压力，合理释放压力，就可以让心情愉快，改善失眠，使睡眠达到一个理想的状态。

一、正确理解压力

压力是生活和工作中的一部分，是真实存在的。从心理学的角度来看，压力会造成一系列特别的生理反应，但并不是所有的压力都是令人感到不快的。积极乐观的人对压力能坦然接受，即使面临巨大的工作压力也依然过得轻松自在，毫无倦意。生活的意义在于要经常面对环境带来的刺激，人也因此能体验到快乐和成就感。压力是生活和工作的调味剂。人必须有适量的刺激，才能更好地生活下去。适当的压力不仅有利于肌体，更有利于心理上的平衡。

二、合理释放压力

毛泽东说过一句话：“牢骚太甚妨肠断，风物长宜放眼量。”牢骚太甚指的是抱怨的话说得太多了，处理一些事情要以宽容之心作长远的考虑。但是，如果把牢骚强压在心底不说出来，即使憋不出病来，也一定会郁闷烦躁不安。所以要想减轻压力，就要学会用适当的方式发泄。

三、理性面对身体的变化

更年期妇女随着年龄的增长，身体不论是外观还是内在都大不如前，很多人为此纠结，心理放不开。更年期妇女理性面对自己身体的变化，认识到只要身体是健康的，就万事知足，这样心情才能愉悦，身体也会在放松的状态下好起来。

四、适当调节睡眠

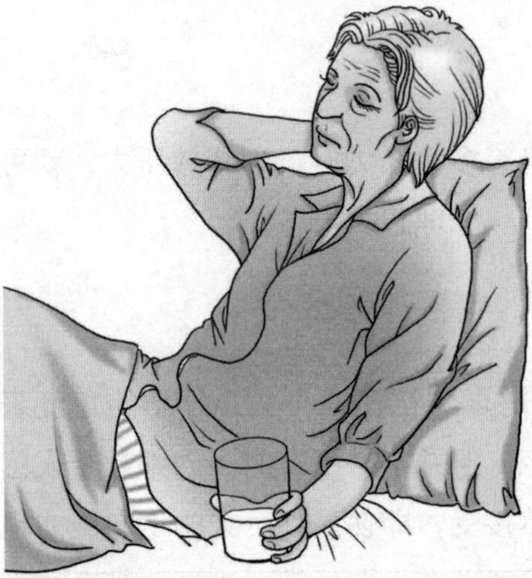

夜间发生潮热、盗汗、头昏、热醒等现象，也很大程度地影响睡眠情况，甚至引起更年期妇女失眠。突然间的出汗或者被热醒，打乱了原本的睡眠时间，更易造成原本睡眠质量不高的人情绪更加抑郁或暴躁，想睡觉，却由于生理原因无法安眠。

更年期妇女要及时求助于他人或专业医疗机构，让自己的身体时常处于理想状态，这样发生失眠的几率就小得多。如果发生了无法安眠的现象，只要会调节，也能在最短时间内得到改善。

老年人对待失眠易入误区

黄老今年65岁，精神和身体都很好，但是他近几个月总是失眠。每天晚上很晚才睡，有的时候实在睡不着，他就起床看一会儿书，有的时候一个晚上都睡不着。他每天早上很早就起床了，反正睡不着，就起床给孩子们煮点粥。孙子家乐对他说："爷爷，您还要不要我们睡了?"黄老无奈，只能吃些安定片帮助睡眠。

老年人总抱怨说自己入睡晚，苏醒早，睡眠过浅，不易入睡，睡觉中易惊醒，醒后不易再睡，清晨醒来过早而白天昏昏沉沉，总打瞌睡……这些几乎成了老年人共有的苦衷。不少老年人轮番使用催眠药，并不断加量，但效果愈来愈差。据统计，美国安眠药一年的销售达30亿美元以上，绝大部为老人所用。尽管如此，失眠问题依然得不到解决。

老年人失眠与精神思想因素关系不大，不像中青年那样主要由精神负担沉重、思虑过度、心血耗伤所致。老年人失眠多与以下因素有关:

一、脑部器质性疾病影响

随着年龄的增长，脑动脉血管就渐渐出现硬化，而且硬化的程度会逐年加重，这是形成高血压病、脑溢血、脑梗死、痴呆、震颤麻痹的病变基础。只要出现脑动脉硬化以后，脑部的血流量会相应减少，从而引起脑部代谢失调，继而出现失眠症状。

二、身体疾病影响

进入老年期以后，全身性疾病的发生率明显增加。诸如冠心病、肺心病、肺气肿、糖尿病、颈椎病等，这些疾病都可严重影响老年人的睡眠。人进入老年以后肾气就亏虚了，肾气不足，膀胱气化不利，表现为夜间小便次数增多，也会影响老年人的睡眠。

三、心理因素影响

步入老年期以后都要从工作岗位上退下来，退休以后的精神状态和在工作岗位上时不可能一样，尤其是从领导岗位上退下来的老同志，常常呈现抑郁状态。

专家提醒，老年人失眠与中青年有所不同，所以应咨询专业医生，寻求科学合理的治疗方式。

佛里德曼教授等在《心理科学》上撰文说："绝大多数老年人的睡眠障碍无需药物治疗，可以通过改善睡眠习惯和进行心理调适来达到目的。"

专家建议

老人可以采取下列方法改善睡眠：

每天有固定的时间做运动，睡前做2～4小时的轻微体力劳动，对睡眠有利。

调节好自己的睡眠时钟，按时起床。

每天下午暴露在自然光线中一段时间，欣赏一下大自然的景色。

睡前喝杯热牛奶有助于睡眠。

戒烟，尤其不要睡前或失眠时吸烟，尼古丁是刺激剂，会扰乱正常的睡眠。

最好每晚睡前做同样的事情，如看电视后写书法，或画画，或看书，洗澡或洗脚，然后上床；或在看电视后到户外散步，再看书、洗漱、上床。

睡前回忆愉快的往事或编撰一个结局圆满的故事，在愉悦的心情中入睡。

此外，老年人还应在起卧过程中注意饮水的问题。

睡眠小贴示

阿森斯失眠自测量表

对于以下列出的问题，如果在过去一个月内每星期至少发生三次在您身上，就请您圈点相应的自我评估结果。

入睡时间指关灯后到睡着的时间

0：没问题 1：轻微延迟 2：显著延迟 3：延迟严重或没有睡觉

夜间苏醒对睡眠的影响

0：没问题 1：轻微影响 2：显著影响 3：严重影响或没有睡觉

比期望的时间早醒

0：没问题 1：轻微提早 2：显著提早 3：严重影响或没有睡觉

总体睡眠时间

0：足够 1：轻微不足 2：显著不足 3：严重不足或没有睡觉

总睡眠质量（无论睡多长）

0：满意 1：轻微不满 2：显著不满 3：严重不满或没有睡觉

白天情绪

0：正常 1：轻微低落 2：显著低落 3：严重低落

白天身体功能（体力或精神：如记忆力、认知力和注意力等）

0：正常 1：轻微影响 2：显著影响 3：严重影响

白天思睡

0：无思睡 1：轻微思睡 2：显著思睡 3：严重思睡

如果总分小于4分：无睡眠障碍

如果总分在4分至6分：可疑失眠

如果总分在6分以上：失眠

第九篇
运动救失眠于水火

睡眠啊！多么优雅，全世界都钟爱它。

——塞缪尔·泰勒·柯尔律治

几乎人人都知道适当的运动可以帮助失眠的人更快更好地入睡，但是究竟哪些运动适合失眠的人，这些运动又应该怎么运用，有哪些技巧，这里面还是有一定学问的。更重要的是要掌握好运动的尺度，过量的运动只会让人更兴奋，当然就不能更快更好地进入理想的睡眠状态了。

散步能走出心旷神怡

散步的好处

睡眠的前提是全身放松，这包括精神上、心理上和身体上的放松。

的确，睡前从事一些有利于放松自己的活动，对睡眠是非常有帮助的。比如放弃那些需要冥思苦想的钻研，取而代之一些轻松的事情；比方说散步，这样可使肌肉因活动而血流通畅，流向大脑的血流就会相对减少，入睡就变得容易了。在散步的时候，精神也会得到放松，这就可以达到很好的心理放松的目的。

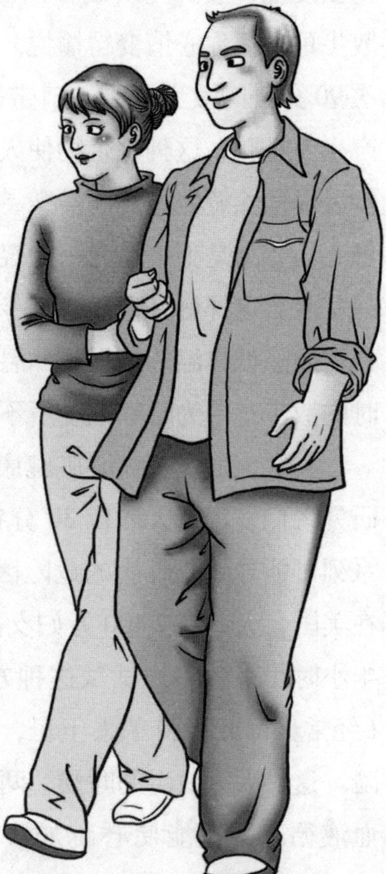

然而，这样简单的事情，尽管没有人怀疑它的好处，但是却没有几个人坚持做一下。某公司老总张先生，今年 30 多岁，虽然很年轻，但是失眠的时间却很长了。前前后后加起来差不多有三四年的时间了，从大学时候就开始神经衰弱睡不好觉，工作后变得越来越严重。但是前段时间，因为某事他需要等至少 40 分钟。因为没有什么好的去处，于是想着去散散步。沿街一路走过去，看到好玩的店铺就进去转转，问问价，然后继续往前行。就这样走了很远。一圈下来，整个人觉得特别舒服，整个过程大概用了35～40分钟。

这之后，张先生一发不可收，每天晚上吃完晚饭后就出去走走。以前，吃完晚饭后去离自己家不远的浴室泡澡，全是骑车过去，虽然只有几分钟的路，现在一律走着过去。就这样坚持了一段时间后，张先生的睡眠质量逐渐提高，失眠的现象也变得越来越少。

散步对人体健康非常有益，古往今来，许多伟人、学者都把散步作为强健身体、调节精神的锻炼方法，它有良好的健身作用。

首先，散步可以陶冶情志、舒畅情怀。尤其是在空气新鲜、环境幽雅的场地上慢步行走，会使人觉得神清气爽，心旷神怡。得克萨斯大学的研究员发现，散步可以缓和消沉、忧虑的情绪，释放压力，一次30分钟的散步可以使你心情变得愉悦。坦普尔大学的一项研究认为，每周5次，每次90分钟的散步能给心情带来极大的改观。有的研究认为散步促使身体产生内啡肽，这种化合物使人的身心轻松愉悦。紧张的脑力劳动过后，散步可以消除疲劳、健脑益智，对睡眠帮助很大。因为散步真正做到了养神舒心。尤其是下午时分一次轻快的散步，可以让你晚上睡得更香，国家睡眠基金会这样解释说。心理专家认为，由于散步使得体温升高，你的大脑会得到降低体温的信号，体温降低也促进了睡眠。但同时要避免睡前2小时内散步，因为时间太晚了不足以降温。

其次，散步有益心脏健康。在杜克大学医学中心最近的一项研究中，研究者们发现每天散步30分钟可以降低患上代谢综合征的风险，抑制一系列可能导致心脏病的危险因素发展，还能降低患糖尿病和中风的风险。在美国，大约有2 400万妇女患有代谢综合征。如果你不能每天专门拿出半小时用来散步，试试这种方法：一个英国的研究小组发现主动式通勤（经常步行或者骑车去上班，不要总坐车）可以降低11%患心脏病的风险。这是因为散步的时候，两只脚交替移动，这样不光能锻炼肌肉，促进血液循环，还能使心跳加快，心排血量增加。这对心脏是一种很好的锻炼。

再次，散步可以减少各种各样的病痛和周身不适，尤其是太极式散步有利于减轻白天的疼痛。九年前，DannyDreyer 当时居住在旧金山附近，他发明了融太极、瑜伽、普拉提为一体的太极式散步。该方式看上去和普通散步很像，但是由于你有意识上的放松，再加上身体各部分的互相协调，包括手臂的运动，散步的时候腿部承受的压力较小。这就意味着疼痛的减少。“太极式散步可以降低受伤的风险。”俄勒冈波特兰市太极式散步教师 AlicePetersDiffely 说，“你的整个身体会感觉更好。”

另外，散步还可以促进新陈代谢，增加能量消耗，把那些身体上的多余脂肪燃烧掉，还能减肥。很多胃肠功能紊乱的人很容易便秘，散步还能帮助人体通便。散步还有利于增强消化腺的分泌功能，促进胃肠有规律的蠕动，让呼吸更畅快。对于妇女来说，散步还能降低诱发乳腺癌的几率。对于经常失眠的人来说，这些都是很有辅助作用的，这些都变得好了，失眠问题自然也就得到了解决。

散步要注意些什么

散步也不是随随便便就可以达到目的的，它也有自身的规则需要注意。

散步作为健身的运动项目，要有一定的速度才能达到目的。一般来说，以中速（每分钟 80～90 步）或快速（每分钟 100 步以上）步行法进行锻炼，才能达到良好的效果。健康的人步行速度应力求达到每分钟 100 步左右，一天总量达 6 000 步左右。这样一来，每天散步 1 小时左右是最合适的。走的时候最高脉搏数保持在 110～120 次/分，且自我感觉良好是最佳标准。有的人可能达不到这个指标，只要安步当车，以最快的速度进行锻炼，也一定能收到较好的效果。现在，社会上还流行一种倒步行，也就是倒退行走，它的优点是锻炼了平时不大用的肌肉，使血液循环得到了改善，减轻或消除了腰背酸痛。有腰肌劳损或骨质增生的人，可以采取这种方法进行锻炼，地点选择在在平地或无障碍物、较为开阔的地方最为合适。

散步可以随时进行，许多人偏爱饭后散步。“饭后百步走，活到九十九”，对一个健康人来说是有一定好处的，但是对某些人来说，就不一定有好处。例如，患肝炎的人，如果饭后活动，食物在胃内便不能很好地消化；食物很快地进入肠道，也不能被充分吸收，结果往往出现腹胀等症状；患胃下垂的病人饭后也不应该活动，后者会加重胃下垂。患有上述疾病或其他胃肠道疾病的人，饭后至少应该静静地躺半小时后再活动。即使是健康的人，也应该休息一会儿再进行“饭后百步走”，吃完饭就“走”对身体也会产生不良的影响。

此外，很多女白领们因为自身工作的原因，不得不终日与高跟鞋为伍。但要注意皮鞋尤其是鞋底不可以太硬，鞋不能挤脚。散步后回到家，最好光脚丫，这样可以彻底放松。洗澡的时候注意用热水泡泡脚，这样可以缓解足部疲劳。洗完澡后，坐在床上，放松两腿，用手由下至上按摩，可以帮助促进新陈代谢，排出毒素。

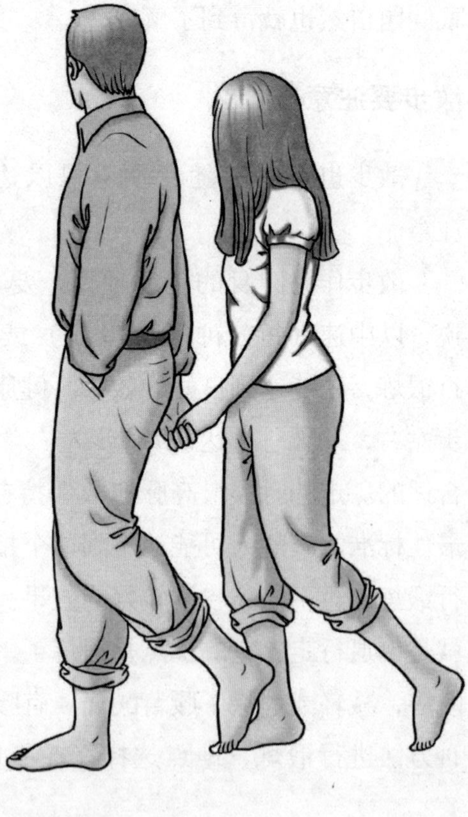

加强腿部柔韧性是防止肌肉僵化的有效途径。工作时，坐在椅子上，将腿伸直，然后做勾脚尖、绷脚尖的运动，小小运动就可以发挥美化小腿的大作用。

散步的几种方式

如果你已经决定把散步列入自己的健身方案，这里有几种步行锻炼方法可以供你参考：

一、普通散步法

用慢速和中速行走，每次 30～60 分钟，每日 2～3 次。适宜在风景秀丽的地方休闲。

二、快速步行法

每小时步行 5～7 千米，每次锻炼 30～60 分钟，步行时心率控制在每分钟 120 次，这样可以振奋精神。

三、定量步行法

包括在平地和坡地上步行。例如，在 3 度斜坡上步行 100 米，然后到 5 度斜坡上行走 15 分钟，再在平地上行走 15 分钟。

四、摆臂散步法

散步的时候，两臂有节奏地向前后摆动，这样可以增进肩带胸廓的活动，适用于有呼吸系统疾病的人。

五、摩腹散步法

一边散步，一边按摩腹部，这对患有消化不良和胃肠疾病的人很有益处。

慢跑可以跑出一夜好眠

跑步是人们最常采用的一种身体锻炼方式，这主要是因为跑步不要求有很高的技术含量，也不需要特殊的场地、服装或器械。无论在运动场上还是在马路上，甚至在田野间、树林中都可以进行跑步锻炼。每个人可以自已掌握跑步的速度、距离和路线。

适宜进行跑步锻炼的人群非常广泛，青少年、中老年，男人、女人，都可以。跑步也有许多种类型，有短跑、中长跑、超长距离跑等。跑速不同，跑距不同，对人体产生的影响也不同。通常跑步锻炼是长跑，一般在清晨或夜晚，沿着公路或在野外环境下进行，这样既可以配合着进行空气浴，也可以使人的大脑得到休息。对于青少年，一个良好的变换的锻炼环境，可以使他们的精神得以调节，直接接触大自然，使其在学习及社会活动中精力充沛、朝气蓬勃。对于中老年人，经常从事这种运动，可以提高免疫力，增强体质，使身体保持灵活，不容易受病痛的伤害。再者，精神好了，睡眠也就好了，对不期而来的肥胖也能够进行有

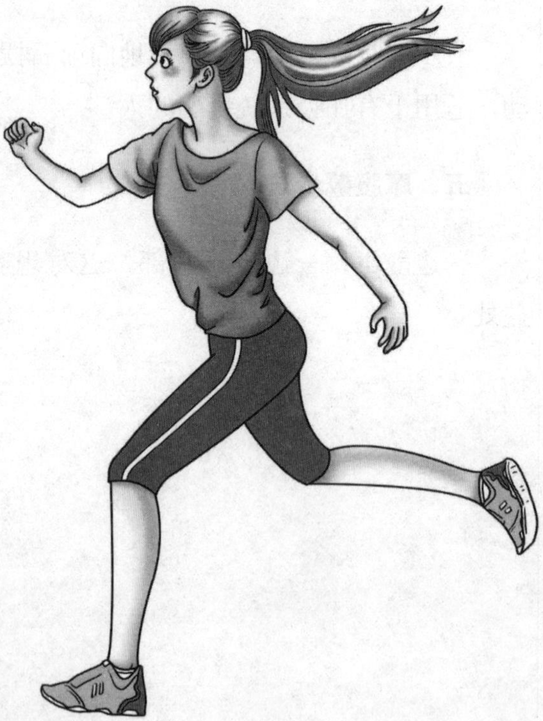

效地扼制。

在这里主要介绍一下慢跑。慢跑又被称为健身跑，它作为强身健体的手段早已经风靡世界，成为获得智慧、健美、永葆青春的法宝，也成为现代生活中防治疾病的一种手段，被越来越多的人选用。近年来，欧美国家极力推广跑步运动，这股潮流也慢慢吹向国内，使越来越多的人从事慢跑健身。可以说慢跑是全世界最普遍，也是花费最少的运动。

慢跑的好处

一是增强肌力与肌耐力。有规律且不间断的慢跑可以增强肌力与肌耐力，而肌力与肌耐力是我们平时维持工作与应付紧急应变的能力。

二是慢跑对锻炼心肺功能很有好处。它既可以加强和改善心脏的泵功能，提高心肌的兴奋性，使心脏收缩力增强，心跳变慢，心排血量增加；又可以扩张冠状动脉和促进冠状动脉的侧支循环，增加冠脉血流，改善心肌营养，防止或减少心绞痛发作，防治冠心病；持之以恒的慢跑将会使心脏收缩的血液输出量增加，降低安静心跳率，增加血液中高密度脂蛋白胆固醇的含量，提升身体的作业能力。

三是能改善大脑皮质功能，调节皮质和内脏的联系，改善各系统器官的协调性，调节血管收缩、舒张功能，使血管弹性增加，有利于血压的稳定，患有高血压者可促使血压逐渐下降。

除此之外呢，慢跑的排毒效果也很好。这是因为运动使得新陈代谢加快，体内的毒素就随着汗水和尿液被排了出来。而且，每个跑起来的人都会暂时忘记自己在工作、生活上的烦恼，那些工作上的不尽如人意，生活上的巨大压力，孩子生病、上学，老婆的唠叨，夫妻间的不和睦都烟消云散了。心理负担没了，心态好了，入睡也就变得容易了很多。

最后要说的是，那些爱美的女士或者已经有了啤酒肚的男士还可以通过慢跑来减肥，时间长了，这些问题自然就会得到解决。健康是一切的基础，生活品质提升的首要条件就是要有健康的身体，而有规律的慢跑活动是促进身体健康的不二法门。

慢跑的注意事项

任何一项运动都会有适宜人群，慢跑也是这样。所以在进行这项运动前，一定要事先了解自己的身体，如果有诸如高血压、心脏病、气喘等疾病一定不要贸然进行运动。身体有什么不适，也要立即停止运动。

其次就是要循序渐进。欲速则不达，这绝对是真理。开始的时候不要给自己定过长的距离，这样不仅不容易达到目标反而会使身体负重变大，从而打击你的积极性，丧失了慢跑的兴致。初次锻炼时，可以慢跑 5 ~ 10 分钟，逐步适应后可以增加到 15 ~ 20 分钟。最好是每日坚持锻炼 1 次，有困难者每周至少锻炼 3 次，每次逐渐增加到 30 ~ 40 分钟。只有这样适度的跑步才能起到调节体力，放松心情的作用。

慢跑前还要做一些必要的热身运动。适度的热身可以伸展肌肉，活动关节，让自己随时保持在预备的状态中。开始时先缓慢地活动一下肢体，

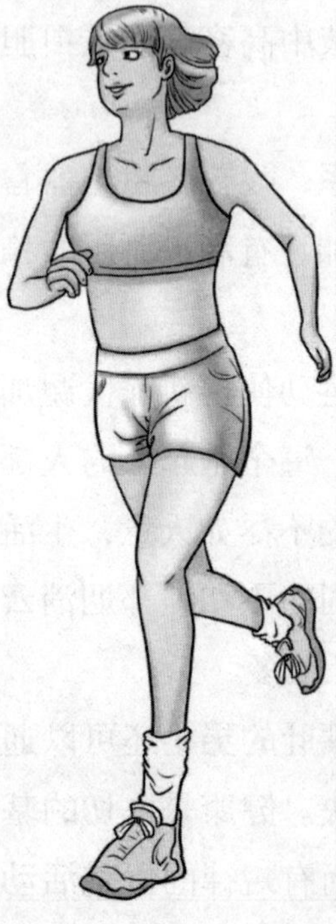

使全身肌肉放松，并使心跳和呼吸适应运动的需要，一般 2 ~ 3 分钟就可以了。热身不仅可以预防运动伤害，更可以保护我们的身体。

另外，慢跑虽然在很多场合都可以进行，但场所最好是宽敞而且没有障碍的地方，在公园跑步还要注意障碍物等物件，但譬如学校的操场或者运动场，这都是理想的地点。当然也可以在马路上慢跑，但为了安全着想，最好还是在适宜的场所慢跑。同时，还要为自己慢跑准备一套合适的装备。吸汗且透气良好的衣服可以帮你把热气快速排出。而慢跑专用的运动鞋，不仅可以保护你的双脚，还会帮你减小跑步时产生的震力，避免作用力停留在身上，从而延长跑步时间。除了衣服和鞋外，还可以为自

己选择一些护具，例如：护膝、护踝等。他们可以起到保护并减轻伤害的作用。

跑步的时候脚步要轻快，双臂摆动要自然，要用鼻子吸气，用嘴呼气。呼吸要深长、细缓有节奏，每跑 2 ~ 3 步吸气 1 次，再跑 2 ~ 3 步呼气 1 次，健身跑的速度为每分钟 120 ~ 130 米，以自己不觉得难受、不气短、能边跑边跟别人说话为标准。

慢跑结束后不要马上停下来，应该缓慢步行或原地踏步做些放松整理活动，逐渐恢复到安静状态。跑步时间最好选在每天清晨，应该以慢跑为主，并要量力而行。对于体质较差或以前缺乏锻炼的人，可以先采取走、跑交替的方式，等逐渐适应后再行全程慢跑。跑步的距离由近到远，速度由慢到快，以自觉全身舒畅为度。如果遇到雨雪、大风天儿或因为其他原因不能外出锻炼，可以在室内进行原地跑锻炼。

跳绳使人在跳跃间愉悦身心

几乎每一个孩子都玩过跳绳的游戏，尤其是女孩子。记得我小的时候经常跟自己不错的朋友比赛看谁跳得多。跳绳相对于其他运动来说，可谓是得天独厚。首先，它简单易行。跳绳的花样很多，可以简单也可以复杂，随时随地可以做。而且，基本没有什么技术含量，一学就会，特别适宜在气温较低的季节进行，而且对女性尤其适宜。

从运动量上来说，持续跳绳10分钟，与慢跑30分钟或跳健身舞20分钟差不了多少。称得上是耗时少、耗能大的有氧运动。

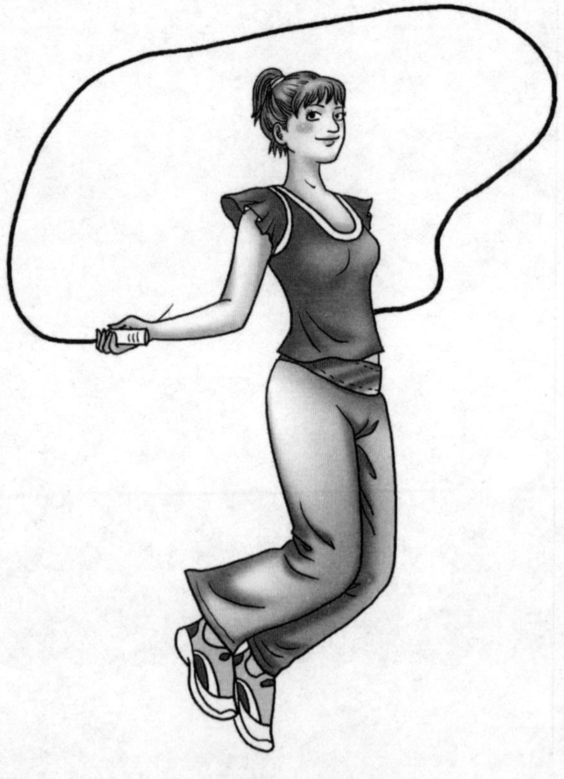

此外，跳绳可以锻炼多种脏器。跳绳能增强人体心血管、呼吸和神经系统的功能。研究证实，跳绳可以预防诸如糖尿病、关节炎、肥胖症、骨质疏松、高血压、肌肉萎缩、高血脂、失眠症、抑郁症、更年期综合征等多种症病。同时对哺乳期和绝经期妇女来说，跳绳还有放松情绪的积极作用，因而也有利于女性的心理健康。

鉴于跳绳对人独特的保健作用，法国健身专家莫克专门为女性健身者设计了一种“跳绳渐进计划”。初学的时候，仅在原地跳 1 分钟，3 天后即可连续跳 3 分钟，3 个月后可连续跳上 10 分钟。半年后每天可实行“系列跳”，比如，每次连跳 3 分钟，共 5 次，直到一次连续跳上半小时。一次跳半小时，就相当于慢跑 90 分钟的运动量，就是标准的有氧健身运动。

跳绳后尽量将身体放松，深呼吸 5 ~ 10 次，然后再做一次上面的拉伸运动。还有，可以加多几个难度更高的动作，可以自由发挥一下。再次调整呼吸，舒缓身体各个部分，再踮着脚尖走动一下，直到体温和呼吸恢复正常。现在可以大量补充水分啦！最后还要强调一下跳绳的时间和次数问题，理论上说饭前和饭后一小时是不可进行剧烈运动的。人体活动状态最好的时间段应该是下午 3 点到晚上 8 点，想提高跳绳水平的朋友不妨在这个时间段进行。有的人喜欢晨练，殊不知这样不但易受空气污染，还会使生物钟错乱，导致疲劳、早衰。因为日出前地面的空气污染最重，而且这时候氧气也少。日出后绿色植物开始光合作用，吸入二氧化碳吐出氧气，这时候空气才开始清新。所以有时间的话不防日出后再进行跳绳活动。每周跳绳不应少于 4 次但也不可多于 6 次，一般需要有一天的休息和思考，这样会提高得更快。每次跳绳时间为 30 ~ 100 分钟，太少起不到健身的效果，而多于两个小时的过度训练也会使身体极度疲劳。

简单易学的跳绳方式

这里还有几种可以供你练习的跳绳方式，试一试，效果可能会很好。

一、同步双脚跳

弹簧跳：想象你自己是一根单腿弹簧，双脚并拢，前脚掌站立。甩动一次跳跃一次。

双跳：甩动一次连跳两次，每次甩绳的周期比弹簧跳稍长一些。这一动作节奏感明显，比上一组动作相对轻松，可以让你在紧张的弹簧跳后得以调整一下自己的呼吸。

滑雪跳：模仿滑雪者绕过障碍物时的动作，双腿并拢，跳跃时先向左边或右边跳 30～40 厘米的距离，下一跳时再向相反方向跳相当的距离。如此循环往复。

铃跳：由弹簧跳演化出来的一种跳法。双腿并拢，在第一个周期里摆绳先向前跳出一步，在第二个周期里再向后跳回一步，如此循环往复。

横向分腿跨跳：由弹簧跳动作开始，然后双腿在空中横向分开落回地面，在下一次摆绳周期中，双腿跳起后在空中并拢落回地面。如此循环往复。

二、单腿轮换跳

漫步跳：每个摆绳周期中用一只脚有节奏地蹬地跳跃，轮流进行。抬起的一条腿膝关节上提，小腿放松，如同在跑道上漫步一般。

高抬腿：动作要领与漫步跳基本相同，最主要的区别在于膝关节要抬高到与腰部相同的高度，同时躯干保持正直。这一动作对于提高腿部肌肉和腰肌力量有很大好处。

拳击步：重心前后移动，两腿轮流小幅度前踢使脚抬离地面，在一个摆绳周期中每条腿单脚跳跃 1～2 次。这个动作幅度虽小，效率却很高，对耐力是一个极大的考验，同时也是个很好的提高。

此外，年轻人还可以学习一些舞蹈，比如说音乐欢快的恰恰，还有旋律优美的交谊舞。一直就有“音乐是听得见的舞蹈，舞蹈是看得见的音乐”的说法。跳舞是人类最原始的生活表达方式之一。跳舞不仅能使人开心，还能促进身体和心灵健康，甚至还有助于治疗某些疾病。

加拿大的研究人员已经证实了这一点。他们研究发现，跳舞可以使患风湿病的人改善身体和心理健康状况，从而减轻病痛。美国的一份研究报告也已表明，年纪较大的人多跳舞可以明显减轻智力衰退，从而减少得痴呆的几率。跳舞也对背痛或者患某些神经性疾病的人有好处。跳舞会使血液更好地流向大脑，使大脑得到更多的氧气，从而使它能够更好地思维。跳舞会使整个大脑变得活跃，释放创造力。

克拉拉·朗医生认为，跳舞有助于治疗精神病和神经错乱。她说：“跳舞会使内心和外部都得到运动，这对患有严重抑郁、失眠症的人也有效果。许多病人通过辅助性的跳舞疗法，可以明显减少药物服用剂量。”

跳舞疗法是一种较新的治疗方法。上世纪 40 年代，跳舞疗法的先驱特鲁迪·朔普首次在美国开始教精神病人跳舞。自上世纪 80 年代初以来，跳舞疗法在德国也日益流行。特别对那些神经性疾病，如失眠、头痛、背痛或恐惧、抑郁和极度疲劳的人可以从跳舞疗法中获得很大的好处。

其中，交谊舞有很大的好处。在跳交谊舞的过程中，优美的舞姿不仅使人的身体得到极大的放松，优雅的音乐曲调还能使人的精神得到极大的满足，更能起到锻炼身体，放松精神的作用。

而且，交谊舞可以使人心情愉悦，精神振奋，情绪高涨，消除不良的心理，缓解心理上的压力，增添生活情趣。跳交谊舞是健身的好方式之一。它融“俏”、“跳”、“放”、“笑”、“唠”健身五字诀于一体，是治病康复的良药，有利于延年益寿。上班族不仅可以从中获得展示美的欢乐，还能使精神得到放松，身体得到锻炼。

瑜伽让人在沉静中放松自我

三个月前，一直为失眠苦恼的白领小张开始尝试练瑜伽。三个月后，小张的感触颇多，她说瑜伽让她学会了正确的呼吸，每一次呼吸都是在感受大自然宇宙赐予人类的新的能量，带走身体所有枯竭的能量。心灵得到了净化，身体也变得轻盈，从来不知道生活可以变得这么美好。而每一次呼吸，伴着耳边轻柔的音乐，整个身心跟着放松，这种宁静优美的境界，没有杂念，没有欲望，有的只是一颗柔软虔诚的心，感受着大自然赐予的一切。心灵得到一次次的洗礼，一次次变得更加淡定从容。而失眠也在这一次次的心灵升华中消失得无影无踪。

瑜伽是印度古老文化的奇葩，现在已经成了人们减压、养生、保健的一种新选择。而且，瑜伽在国内的发展也是越来越火，俨然成为一种健身的新动向。

瑜伽以其科学的练习方式及对人体身心健康的显著效果，受到广大健身爱好者的欢迎。现在就来教你几招练习瑜伽的方法，把你的坏睡眠赶到天涯海角去。

美国加州圣地亚哥大学心理学博士柯尔同时也是一名瑜伽老师，他曾经进行过睡眠与瑜伽倒立类体位法的初步研究。他发现，瑜伽动作可以改变荷尔蒙的浓度，因此可以降低大脑被唤起的程度和血压。

睡眠和清醒相互之间进行着拉锯战。失眠的人常以为睡不着是因为睡眠机制出了问题，其实是清醒机制战胜了睡眠机制，也就是说自律神经系统失调，交感神经过度兴奋了。

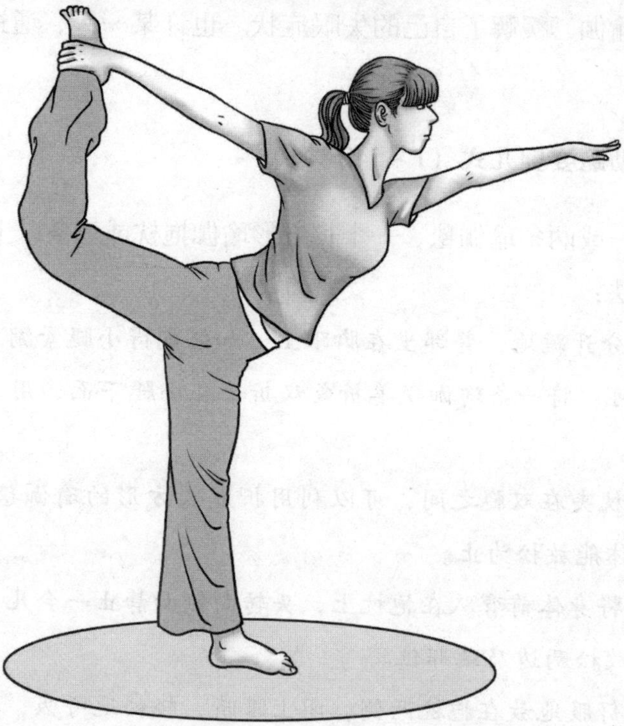

这个时候练习瑜伽是再恰当不过了，因为瑜伽可以使人变得沉静和淡定，正好可以让过度兴奋的交感神经沉静下来。在做那些瑜伽动作时，身体通常被毛毯、瑜伽砖或瑜伽枕深深支撑着，这能让人产生被呵护的感觉，在充满安全感的情境下，身心自然更容易放松。

但是需要指出的一点就是，在做这些瑜伽动作的时候，不光身体要平静，心里也要平静。如果一直担心着第二天的会议，那是不会达到预期的效果。这时候要对自己有耐心，改善睡眠是在改变你的生活习惯，就像减肥一样。

瑜伽教练建议，初学的人可由短时间开始，利用家里的毛毯、枕头或抱枕进行练习，然后再慢慢加长时间。而要不要使用精油，依各人喜好而定。

但是，如果你坚持的话，效果将是显而易见的。很多失眠的人已经通过借助练习瑜伽，缓解了自己的失眠症状。也许某一天，通过练习，你也能轻松睡眠。

一、辅助跪姿婴儿式（1～5分钟）

用具：一或两条瑜伽毯、一个长方形瑜伽抱枕或三条以上瑜伽毯。

具体做法：

1. 双膝分开跪地，臀部坐在脚跟上，如果觉得小腿紧绷或脚踝、脚掌处不舒服，可以将一条瑜伽毯单折或双折垫在小腿下面，用来减轻脚踝及脚掌的压力。

2. 将抱枕夹在双腿之间，可以利用折成长方形的瑜伽毯来调整高度，直到感觉身体能放松为止。

3. 慢慢将身体前弯趴在抱枕上，头转向侧面静止一会儿，然后转向另一侧，平均放松两边肩颈部位。

4. 手臂舒服地放在抱枕两侧，闭上眼睛，轻松地呼吸，一边停留1～5分钟。

练习的好处：类似胎儿在母体内的姿势，有安神的效果。还可以放松和舒缓下背部，放松僵硬的肩颈，进而沉淀杂念。

二、山林小溪式/漂浮静止式（3～8分钟）

用具：三或四条瑜伽毯。

具体做法：

1. 将一条瑜伽毯按照标准折法（将毯子长的那一端对折三次）垫在颈部下面，略微留出一部分毛毯用来垫头部，另一条按照标准折法或双折法垫在背部、腰部，另一条卷成圆桶形（可用长圆形抱枕或枕头）放在膝盖下。

2. 全身躺下。这个姿势能让你感到身体重量消失，就像躺在木筏上，随着水波漂浮，慢慢放松而达到心神宁静的状态。由于颈部得到完全的支撑，再加上平躺能完全打开心胸，能让心灵慢慢适应没有防备的感觉，然后逐渐进入到开放自由而又平静的境界。

3. 结束时，先向右侧躺离开用具，平躺一下或再抱单膝压腹放松背部。

三、舒缓俯卧扭转式（各3~5分钟）

用具：一条瑜伽毯、一或两个长方形瑜伽抱枕（或三条单折法瑜伽毯）视身长而定。

具体做法：

1. 侧坐后，身体侧边与抱枕贴近，以免腰部悬空。下背紧张的人，可在膝盖下放一条双折毛毯，厚度视个人需要而定。

2. 缓缓向前，趴在瑜伽抱枕上，脸颊下视情况放一条标准折法或单折法（将毛毯标准折法后，再将短的那一边对折）的瑜伽毯，以使肩颈部位能充分放松为宜。

练习的好处：放松背部和身体两侧的肌肉。扩展肺部和横膈膜。

四、辅助肩立式（5~10分钟）

用具：一个瑜伽抱枕、三条瑜伽毯。

具体做法：

1. 臀部下横放长方形抱枕与一条单折法的瑜伽毯，背部与肩膀下也各放一条单折法的毛毯，这可以根据自己的身高来调整，以颈部下有自然空隙维持颈椎线条为宜。

2. 两腿靠墙，腿稍微张开与臀部同宽。侧向抬腿靠墙，结束练习时也要让侧向向下。

练习的好处：可以改善下半身循环。活化甲状腺及副甲状腺体功能，有助于稳定情绪。在瑜伽练习中，肩立式属于倒立、凉性动作，可以缓和紧张生活导致的脑部与神经系统变得过热、急躁的现象。女性在生理期内不适合练习倒立动作，可以改成腿靠墙。

五、基本休息式（5～10分钟）

用具：两条瑜伽毯、遮眼袋或折成长条形的小毛巾、长圆形抱枕或枕头。

具体做法：

预备动作

1. 将一条瑜伽毯以单折法或双折法（将毛毯标准折法后，短的那一边再分三等份内折）放在头下，毛毯的边缘紧接着肩膀上缘。或将标准折法折成的毛毯的一端卷起来支撑颈部；用另一条毛毯卷成长卷（将毛毯卷成圆桶形，也可用长圆形抱枕或枕头）放在膝盖下方，双腿稍微张开且膝盖与脚趾头微微朝外。

2. 检查颈部、下背部、腰椎处有没有什么不舒适感，如果有，应该先调整辅助工具的高度，身体的线条应该是头部高于胸部、胸部高于腹部、下巴比额头稍低。双手在肩膀两侧自然地张开，掌心向上或是朝向地板。

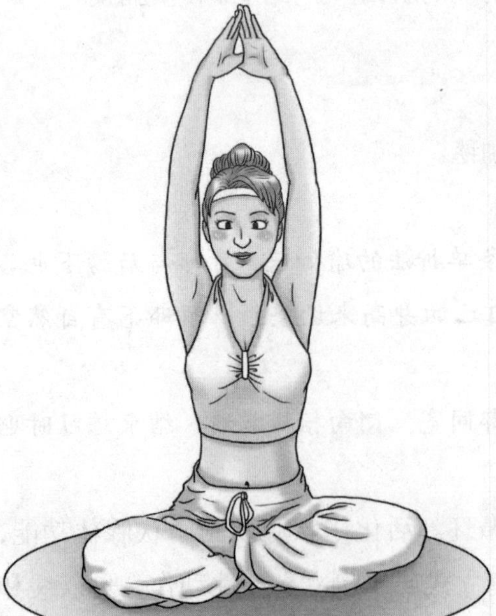

3. 轻松闭上双眼，将遮眼袋（或折成长条形的小毛巾）盖在双眼及额头处。将意念放在呼吸上，维持轻松呼吸就可以了。

结束动作

慢慢地一次弯一个膝盖，将双膝并拢后侧躺，然后睁开着眼睛。继续这种侧躺姿势休息几分钟，起身时使用手肘及下手臂将身体撑坐起，调整呼吸后，再起身进行其他活动。

练习的好处：有利于消除疲

劳，尤其对坐或站立时间过久的人。可以放松身体尤其是腹部与下背部的肌肉。另外，可以安抚神经系统，平衡腺体内分泌，进而调整情绪，释放压力。

但在这里要注意一点，患有颈椎、腰椎病或脊椎状况异常的人，通常在传统的仰卧姿势中无法放松，利用辅助工具不仅可以解决这个困扰，还能在完成瑜伽动作后感到极大的放松。这几套瑜伽动作对于那些生活紧张忙碌，睡眠质量很差的人来说尤其好。

辅具说明

以 157 厘米×203 厘米、长短 3∶4 的瑜伽毯或类似比例的毛毯、大浴巾、凉被、沙发靠垫或坚实的抱枕代替。另外，道具的折法与长度只是提供参考。

男士瑜伽让男人远离失眠

通常情况下，在电视上或者书上，多看到的是女人在练瑜伽。但是现代男人压力也很大，身体耗损加速，许多人在 30 岁的黄金年龄，就已经开始体验到了“体力大不如前”的窘境。

这时候就要建议这些男士们来练习瑜伽了，除了可以保持健康的体态，瑜伽的最大贡献就是可以帮助男人们远离压力、心脏病和失眠症；呼吸调息的练习，还可以让躁动的心情沉静下来。

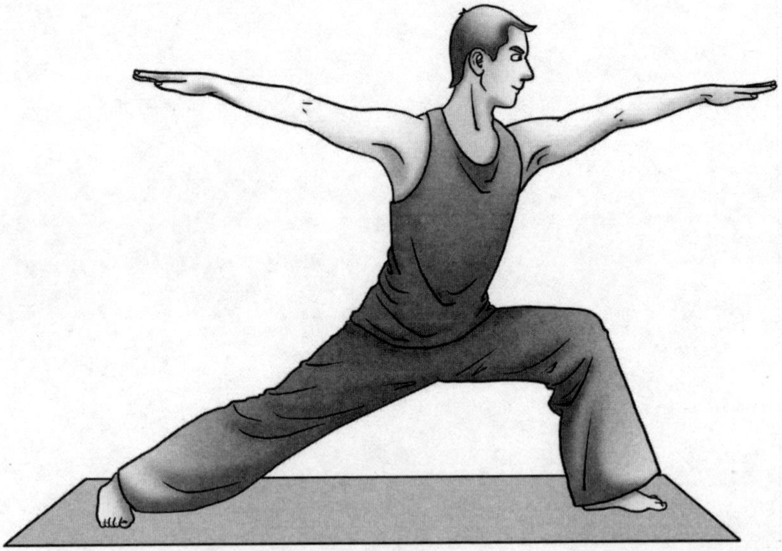

一、骆驼式

具体做法：

1. 双腿与肩同宽跪下。

2. 手抓住脚踝，身体呈弓状。

3. 臀部往前，记得腿要与地面垂直。

4. 深呼吸3次，慢慢靠腰部起来。

练习的好处：加强脊椎及尾椎力量，可以舒缓腰酸背痛。

二、牛面式

具体做法：

1. 坐下，两腿向前伸直。

2. 左脚跨过右大腿，左脚掌置于右大腿旁。（此时右小腿应在左大腿下方，右脚掌压在左边臀部下方）

3. 注意身体要打直，双脚膝盖要对叠在一起。

4. 左手向后放在背脊，右手上举向下向后弯曲，慢慢扣住左手。

5. 眼睛注视前方一点，自然呼吸，维持5秒钟。

6. 放松，复原。左右调换再做一次。

练习的好处：可以使脊椎挺直，改善手脚、肩部僵硬的情况，缓解坐骨神经痛，加强肾功能。

三、侧扭转式

具体做法：

1. 站立，让右腿膝盖靠近椅子，把右脚放在椅子上。

2. 用左手抓住右踝骨，在空中向上伸展右臂，把胸部向右侧旋转。

3. 伸展脊背，展开胸部。

4. 保持这个姿势，然后放松，换另外一个方向做同样的动作。

练习的好处：伸展上腹及臀肌，有助消除啤酒肚。

四、直角式

具体做法：

1. 两手分开，与肩同宽，放在墙上，退后几步，直到身体与臀部成直角。

2. 均匀地伸展开手指，把手和手腕压在墙面上。

3. 放松脖子，但不要垂下头。

4. 让脖子后面与脊背成一水平面，保持这个姿势 2 分钟。

练习的好处：伸展肩膀，消除肩颈部僵硬。

五、背部伸展式

具体做法：

1. 站在离墙约 30 厘米远的地方，后背冲墙。

2. 把臀部靠在墙上，以臀部为轴心向下弯腰，当腹肌参与到这个动作时，膝盖可以稍微弯曲。

3. 当你的脊背得到充分舒展时，慢慢伸直腿，胸部向大腿靠近。

4. 停留一小会儿，做个深呼吸，脖子要放松。

5. 保持这个姿势一分钟，然后慢慢站立起来。

练习的好处：伸展腿部后方以及下背部肌肉。

六、束角式

具体做法：

1. 坐下，双脚弯曲，左右脚掌相对并拢。

2. 手握住脚踝，身体往前靠直到碰地。

3. 慢慢深呼吸 3 次，靠腰部力量起来。

练习的好处：活动髋关节。

在这里要提示各位男士几点，男性练习瑜伽也有天生的入门障碍。因为男性的筋骨肌肉不如女性柔软放松，刚开始练习瑜伽拉筋伸展，可能觉得非常困难。所以初学者要有点耐心，循序渐进，努力练习，一般 3 个月过后就会有所改善。

另外，练习瑜伽也不是人人都合适的，那些患有颈椎、胸椎或腰椎疾患，颈动脉硬化，严重高血压或低血压，青光眼、视网膜松脱，严重骨质疏松或颈椎炎，中风或出现血液凝固的人最好不要尝试。缺乏运动的人练瑜伽时，应该先从缓慢轻松的动作做起，保持呼吸畅顺，不要勉强自己做些高难度的动作，以免受伤。

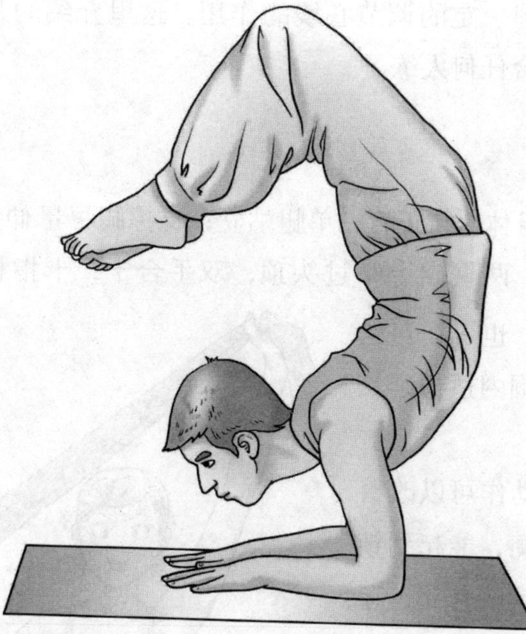

“毛巾瑜伽”好处多

瑜伽讲究自然、回归、放松、柔和，它不但追求身体的健康与和谐，还追求心灵深层次的统一与完美，因此练习瑜伽有助于稳定情绪，保持心灵的愉悦感，起到一定的调节心境的作用。这里介绍的几种瑜伽，叫做“毛巾瑜伽”，适合任何人练习。

第 1 式：树式

动作要领：身体保持正直，单腿站立；支撑腿尽量伸直，另一只脚面尽量贴近支撑腿；两臂向上举过头顶，双手合十，十指相扣。保持 5 秒钟，约 3 个呼吸，也可在自己身体承受能力范围内适当延长时间。

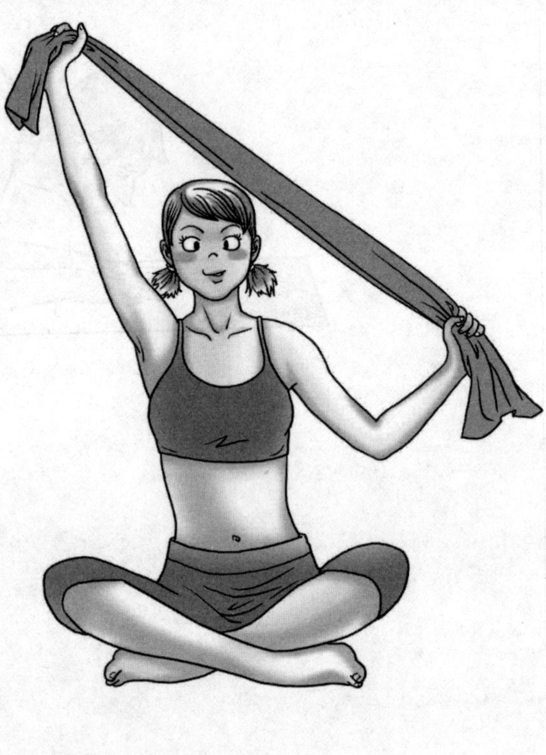

功效：这个动作可以改善人体的稳定与平衡，能起到镇定情绪、平和心境的作用，还能锻炼大脑，预防老年痴呆。

第 2 式：三角式

动作要领：两腿分开站立，身体向一侧倾斜；两臂张开，一臂上扬，一臂下探；眼睛正视前方。保持 5 秒钟，约

3 个呼吸。交换手臂继续坚持 5 秒，约 3 个呼吸。

功效：这个动作可以增加身体的柔软度，活动髋关节和腿部肌肉，防治腰腿痛。

第 3 式：扭转式

动作要领：双腿蜷曲，坐在垫子上，一侧手臂支撑地面，另一只手臂够对侧的脚踝。练习者在保持基本坐姿前提下，可以反复扭转身体。保持 10 秒钟，约 7 个呼吸，如果身体还能承受，可在自己的能力范围内延长时间。

功效：这个动作可以按摩腹内脏器，增强内脏功能，治疗便秘。

第 4 式：船式

动作要领：臀部坐在垫子上，双脚向上伸直，腰背尽量不要弯曲。练习初始时可借助毛巾完成这个动作。保持 5 ~ 10 秒钟，约 3 ~ 5 个呼吸。

功效：这个姿势能够让僵硬的脊柱、关节柔韧，促进肠胃蠕动，增强消化能力。

第 5 式：束角式

动作要领：盘坐在瑜伽垫子上，两脚心相对；双手扳住脚背，上身尽量前压。保持 5 ~ 10 秒钟，约 3 ~ 5 个呼吸。

功效：这个姿势，有利于促进血液流通，防治静脉血栓。

刚柔并济抑失眠的普拉提

白领王晶是个很少参加运动的上班族，每天有很长时间坐在桌子旁、电脑前。午饭后也常常懒得动弹，仍然是盯着电脑打游戏、收发邮件，连趴在办公桌上小睡都因为据说对眼睛有损而作罢。于是肚子上的肉一天比一天多，而且常常感觉肩、颈、腰阵阵酸痛，更严重的是她感到越来越疲劳，晚上的睡眠像是被风吹走了一样，再也找不回来了。

为了缓解这种状况，王晶办了个健身卡想去健身房锻炼，可是下班很晚，根本没有时间和心思去和那些体育器械“较劲”。偶然的一次机会，让王晶认识了这种叫做普提拉的健身方法。

因为普拉提的动作大都很简单，在家里的地板上铺一块薄垫子，或者在室外站立着就可以随时开始。于是王晶就自己在家里练习。

经过一段时间的锻炼，王晶已经找不到那种肌肉酸疼不适的感觉了，身体的柔韧性和平衡能力以及肌肉的耐力都大大地增强了。现在在桌前坐久了，只要周围环境允许，做一些简单的动作，那种好像身体要蜷成一团的感觉就很快消失了，肩、颈、腰等部位也很快得到了放松。而且，丢了的睡眠也被她找了回来。

这样好的方法，王晶马上把它教给了自己身边的同事。这些每天长时间坐在电脑前的白领们终于又一次告别了折磨自己很久的疲惫感，并且找到了丢失很久的睡眠。

普拉提是一种舒缓全身肌肉及提高人体躯干控制能力的课程，它的起源要追溯到 1914 年战争中的集中营。它是由德国的约瑟夫·普拉提于

1926 年创立并推广的一种运动健身体系——一种静力性的健身运动。

而现在，随着社会的不断发展，普拉提不断融入瑜伽、太极拳、芭蕾形体的一些理念以及教练个性化的内容，使得普拉提改善人的脊柱腰椎功能不断增强。而且，对于失眠抑郁有很大的帮助作用。

和瑜伽相比，普拉提更亮眼，它在中西合璧方面做得更出挑，既融入了西方人的“刚”，注重身体肌肉和机能的训练；又融入了东方人的“柔”，强调练习时的身心统一，每个姿势都要和呼吸协调。而且，对于它的练习，完全可以脱离场合的限制。拿块垫子，坐在地板上就可以练。更值得一提的是，经过很多练习者证明，普拉提确实可以缓解身体疲劳，可以有效地缓解失眠和抑郁的症状。

注意事项

练习普拉提，动作一定要准确，要特别注意以下几方面：

一、正确的姿势

腹部和背部要集中适当的力量，让肌肉能够支持脊椎。有力的腹部肌肉能形成支持脊椎的“力量区域”。当你正确地挺起腹部和背部并加强其他肌肉的力量时，整个身体就达到了自然和理想的状态。

二、良好的呼吸

呼吸应该是以头脑、身体、精神来进行的，这样可以使练习者的肉体和心灵压力一扫而空。呼吸的时机必须正确，普拉提与我们通常的呼吸不同，它要求在用力动作时吸气（这时你的腹部处于伸展状态），而在收紧腹部时呼气。普拉提运动要求心灵和精神的和谐。而心灵减压，在普拉提练习中可以自然地完成。

练普拉提有一套专门的动作，这需要在教练的指导下完成，不过在家里也可以做做简易操：

1. 背躺在地板上，放松颈部，保持脊椎的自然弯曲。吸气5拍，慢慢吐气5拍，同时收缩腹部并抬起上体。

2. 仰卧在地板上，腹部收缩，使双脚离地。背部尽量贴紧地面，同时放松颈部。呼气时把脖子梗起来，使头离开地面，同时提膝并靠近上身。

3. 面朝下俯卧。头顶心向前顶，沉肩。收缩腹部的肌肉，将肚脐部抬离地面。在整个动作中你必须一直保持这个动作。吸气并且抬头，手臂和胸部同时离开地面，收紧背部肌肉。呼气后再慢慢放下。呼气时上身躯干静止，将两腿抬离地面，抬到背肌不过度紧张的高度为止。

4. 双手撑地，呈做俯卧撑时的姿势。收紧腹部、臀部，身体和躯干成一条直线，静止20秒。身体中心躯干轻轻地上下移动，抬起、放下，这样反复做12～15次。

5. 呈俯卧撑的姿势，和动作4的前半部分一样。抬起左腿，同时吐气，但注意髋关节不能移动，而且要通过腹部肌肉的收缩来带动抬腿的动作。当你把左腿放下时吸气，换抬右腿时吐气。确保你的髋部不要移动，背部要挺直。还要做到沉肩，并尽可能的伸长颈部。两腿轻轻地交替放下、抬起，保持均匀的速度。循环练习2~3次。

那些很长时间不锻炼一次的白领们，天天“坐拥”电脑，腰围上很容易就长了“救生圈”。普拉提既可以卸掉“救生圈”，又可以减缓心理压力。

普拉提的练习原则

真正接触过普拉提的人会发现，短短5分钟的练习，身体就会有发热、冒汗的迹象。普拉提的每个动作都缓慢、清楚，讲究控制、拉伸、呼吸，通过对身体核心部位的锻炼，使身体变得更加柔软和有韧性。它能使身体左右一起运动，能渐渐矫正一般人惯用左边或右边的坏习惯，让身体更加协调平衡。

在这里，普拉提有自己的呼吸原则：①用鼻子吸气，用嘴呼气，讲究呼气的深度，尽可能运用腹式呼吸的方法；②呼吸的速度不要太快，要与动作的速度基本一致，不要憋气来进行训练；③运动时注意呼气，静止时注意吸气，这样可以缓解因肌肉用力而给身体内部带来的压力；④通过控制呼吸，把注意力集中在呼吸上，减少人对肌肉酸痛的敏感度。

身体控制的原则：①运动速度要缓慢，延长肌肉控制的时间，较大程度消耗身体各部位的能量，达到减脂、塑形的目的；②把握好身体的姿态，使其能够长时间体会到训练带给身体的刺激；③腹部和躯干的固定是普拉提训练的核心。

普拉提的常见动作

一、腿部环绕

平躺在垫子上，双臂放在体侧。先把一条腿向上抬起，另一条伸直或者弯曲放在地上，腹部收紧，腰部贴紧地面。吸气的时候用向上抬起的腿划圈，方向顺逆都可以。呼气时则要回到起点，并且停止动作。这样一个方向做4~6次，然后换方向再做4~6次。但要注意在练习的过程中腿部环绕的幅度不要太大，并且保持臀部、髋关节不动。

作用：这组动作锻炼了腿部肌肉，能让腿部保持优美的曲线，同时配合的呼吸能合理调节内脏功能，让动作更灵活和协调。

二、单腿动作

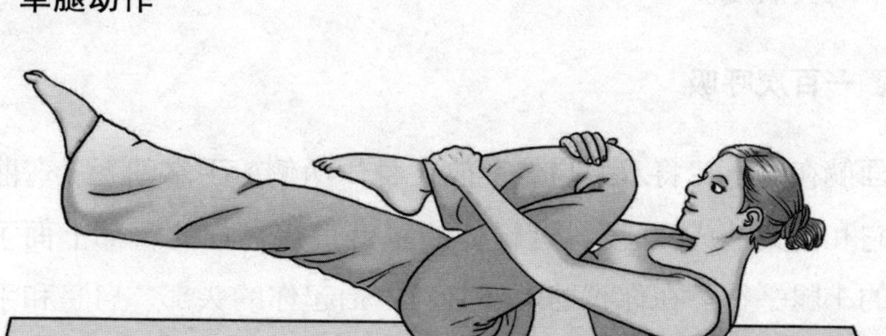

上体抬起，肩膀离地，左腿伸直，右腿弯曲。右腿外侧手抱住脚踝，

内侧手抱膝，呼吸1次。换腿，重复动作。如此左右两侧各交换8~10次。要注意的是，整个过程中上体不要放松，上背部还要保持离地。

作用：这组动作能让身体更具有协调性，同时锻炼了身体上部的韧性和腹部肌肉、脊椎和骨骼的灵活度。

三、双腿动作

上体抬起，双膝收到胸前，把身体团紧。然后双手抱膝，吸气，并伸展开身体。呼吸的同时把身体收回到团紧状态。这样重复6~10次。动作中上体保持不变，肩膀要离开地面，打开身体的时候双臂要从前到上，收回时则是从旁边收回，抱膝。

作用：这是一组伸张动作，类似于游泳，它可以使身体和身体关节伸张开来，得到完全的放松。

四、全身动作

手和脚的位置固定不动，双腿弯曲，左腿在前，右腿在后。吸气时单臂支撑身体起来，这时，让全身挺直成一条线，呼气时缓缓落下。换腿练习。各做4~5次。记住动作一定要缓慢，控制有力。在完成时如果有困难，可以用肘关节支撑在地上。

作用：这是关于身体平衡性的锻炼，能让身体更硬朗。同时锻炼了双腿各关节的灵活度。

五、一百次呼吸

仰面躺在床上，将双手自然地放在身体两侧，手掌朝下。弯曲你的双腿，让它和髋关节成90度，这样你的腿就直接在你的臀部上面了，同时能使你的小腿平行。在你收缩腹部肌肉，抬起你的头部、肩膀和手臂离开地面的时候呼气。再吸气。在你呼气5次后，把你的手有节奏的放下。每次呼吸的时候都要抽动你的双手。然后把手掌翻过来，有节奏地上压你的双手，同时吸气5次，这样就做完了一整套。按照这个次序做至少9遍，总共呼吸100次。如果你只是初学者，那就把目标定在呼吸20次，然后逐渐上升到100次。

六、桥式

仰面躺在地面上，膝盖弯曲，双脚平放在地上，分开，与肩同宽。双臂自然地放在身体两侧，手掌朝下。做一个深呼吸，在你收缩腹部的时候呼气，然后慢慢弯曲你的髋关节，抬起你的臀部，用你的臀部和下背部（而不是你的手臂）撑起你的身体。用你的肩膀上部来支撑你的上半部身体（而不是你的颈部），只用你的手来保持平衡。保持这个动作10～15秒钟，放松，然后再重复一次。但需要注意：如果你颈部有问题，就不要做这个动作了。

七、单脚环绕式

仰面躺在地上，双臂自然地放在身体两侧。膝盖弯曲，双脚平放在地上。把右腿朝天花板伸直，脚部紧绷。呼气，然后收缩腹部。慢慢逆时针方向转动右腿，保持臀部不动。在你向外转动腿的时候吸气，向内转的时候呼气。逆时针方向做6次，然后顺时针再做6次。

八、双腿伸展运动

仰面躺在地上，把双腿拉向胸部。把双手自然地放在膝盖上。在用腹部来抬起肩膀离开地面的时候呼气。吸气，然后把身体伸展开来，手掌朝上，举过头顶，双腿伸直，抬离地面。保持这个动作1秒钟。吸气，然后把膝盖收回来，同时把双臂转向双腿。然后再伸展。重复做5～8次。

九、脊椎前伸运动

双腿伸直坐在地上，双脚分开与肩同宽，双脚放松，膝盖轻微弯曲。

把腹部吸向脊椎处。向前伸开双臂，与胸部持平。保持肩膀放松。

在你的身体向前弯曲的时候，呼气。继续向前弯曲，放低头、颈部、肩膀和肋骨，直到脊椎形成一个“C”字形。吸气，然后回到初始位置。重复做这个动作 3 次。

十、锯式

双腿伸直坐在地上，双脚分开与肩同宽，双脚放松，双臂向身体两侧伸开，与胸持平，把腹部吸向脊椎处。然后转动身体，同时在左手伸向右脚的时候，呼气。就好像你要用你的手指把脚锯掉一样。在用手碰到脚趾的时候，继续收缩腹部。在回到初始位置的时候，吸气，然后换另外一侧做。依次做至少 2 次。

需要注意的是，虽然普拉提没有年龄和性别的限制，任何人都可以练习，但是对于老人、小孩、孕妇等特殊人群，一定要在专业教练的指导下练习。普拉提运动可以根据自身的身体感受来决定，每次锻炼 45 分钟到 1 小时。练习 45 分钟前不要进食，运动后也要调节身体半小时后再进食。而且，锻炼之前，一定不要饱餐，否则会导致消化系统功能失调。但锻炼时可以准备一些矿泉水或其他饮料，以备期间补充丢失的水分。

游泳是适合白领孕妇的运动

公司白领王浩现在已经怀孕10周了，但是现在失眠特别厉害，觉得特别痛苦。每天晚上都是闭着眼或睁着眼等天亮，偶尔睡着也就睡个几十分钟就醒了，然后再等睡意来，这样的日子已经持续了一段时间。

后来在医生的建议下，王浩在正值夏天的时候去游泳。坚持了一段时间以后，觉得腰部没有以前的那种酸痛感了，而且觉得双腿也有力了，更重要的是，失眠已经被游泳赶走了。王浩又找回了怀孕前好的睡眠状况了。

一般来说，怀孕时间在16周之内，也就是4个月内的准妈妈要多做有氧运动。这样不但可以保证自己和宝宝的身体健康，还可以减少失眠的困扰。游泳就是首选项目，当然，首先要打消游泳不安全的顾虑。事实上，游泳对孕妇来说是相当好的有氧运动，根据身体而定，如果你在怀孕前就一直坚持，而且怀孕期间身体状况良好，那么从孕早期到后期都可以继续进行游泳锻炼。

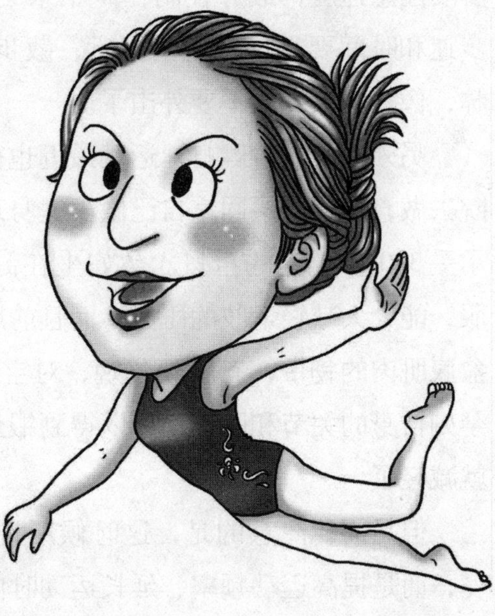

最重要的是，游泳让全身肌肉都参加了活动，这样不但可以促进血液流通，还能让宝宝更好地发育。同时，孕期经常游泳还可以改

善不良情绪，减轻妊娠反应，对宝宝的神经系统发育也有很好的影响。

除了游泳，像快步走、慢跑、跳简单的韵律舞、爬爬楼梯等一些有节奏性的有氧运动，也可以每天定时做一两项，对于缓解失眠也是很有好处的。但是，像跳跃、扭曲或快速旋转的运动就不要再进行了，骑车更应当避免。

在日常生活中，诸如擦桌子、扫地、洗衣服、买菜、做饭都可以做。但如果妊娠反应严重，呕吐频繁，就要适当减少家务劳动了。

到了怀孕中期，也就是 4 ~7 个月，这时候胎盘已经形成，所以不太容易造成流产。而且这期间，宝宝也不是很大，准妈妈也不是很笨拙，是增加运动量的最佳时期。

对于不会游泳的准妈妈来说，早晚散散步也是一种好的运动方式。这既可以促进肠胃蠕动，又能增加耐力，耐力对分娩是很有帮助的。而在走动的同时，宝宝也不会闲着，可以刺激他的活动。其实，在阳光下散步是最好的，可以借助紫外线杀菌，还能使皮下脱氢胆固转变为维生素 D_3，这种维生素能促进肠道对钙、磷的吸收，对宝宝的骨骼发育特别有利。但散步要注意速度，最好控制在 4 千米/小时，每天一次，每次 30 ~40 分钟，步速和时间要循序渐进。同时，散步要先选择好环境，比如在花园或树林，像沙尘天儿就不要外出了。

另外，有一种健身球运动最近也很流行，孕妇可以到专业的妇幼保健院去做，也可以买回家自己做。健身球大大的、软软的，很有弹性，可以承受 300 多千克的重量。孕妇坐在健身球上，就像浮在水面上，特别舒服，能大大减轻下肢的压力，而且前后左右运动都可以，这样就锻炼了骨盆底肌肉的韧带，有助于分娩，对宝宝小身体的生长也很有帮助。而且，孕妇自身的关节和肌肉都可以得到锻炼，全身血脉通畅了，失眠的症状也就减轻了。

但是需要注意的是，这时候所说的加大运动量，并不是增加运动强度，而是提高运动频率、延长运动时间。而且，要根据自身的情况制订运动计划，不要勉强运动。如果以前一直没有运动过，可以适当做一些轻微的活动，比如散步、坐健身球；如果以前一直坚持运动，那可以游泳、打乒乓球。但切记不要做爬山、登高、蹦跳之类的剧烈运动，以免发生意外。

等怀孕后期，也就是8～10个月的时候，可以慢慢地做健身操。这时候临近预产期的准妈妈们，体重增加，身体负担很重，这时候运动一定要注意安全，不能过于疲劳。

这个时候的运动突出一个“慢”字，以稍慢的散步为主，过快或时间过长都不好。在速度上，以3千米/小时为宜，时间上以孕妇是否感觉疲劳为度。

在散步的同时，做一些慢动作的健身体操是很好的运动方法。比如，简单的伸展运动；坐在垫子上屈伸双腿；平躺下来，轻轻扭动骨盆；身体仰卧，双膝弯曲，用手抱住小腿，身体向膝盖靠等简单动作。每次做操时间在5－10分钟左右就可以了，动作要慢，不要勉强做动作。这也可以减轻因为生产临近、情绪紧张造成的失眠和抑郁。但注意一点，就是一定不能过度疲劳，不要再做家务劳动，而像跳伞、高空弹跳、跳水、滑水更是绝对不能再做的。

而且，一般来说，在运动时，脉搏不要超过140次/分，体温不要超过38℃，时间以30～40分钟为宜。运动开始时要根据自己感觉的舒适程度及时调整，找到适合自己孕期的一系列的运动组合。如果在运动过程中出现了头晕、气短或者其他不适症状，一定要马上咨询专家是否正常，是否适合再继续做运动。

使心理放松的运动

放松，说起来很容易，但做起来却很难。它是心理障碍的一种非常基本而又重要的治疗技术。我们可以从几个层次上来理解放松的重要性：

第一，许多心理障碍的产生是因为应激，应激的主要特征就是心理紧张。而且许多心理障碍的症状本身就表现为生理与心理上的紧张状态。因此，对抗紧张的重要方法就是放松。

第二，放松是一种积极的休息，这种休息可以使心理创伤愈合，调整生理心理上的紊乱状态。

第三，在放松中，个体主动松弛思维、意念，松弛整个心理系统。实验表明，思维过程往往伴随着肌肉紧张，而肌肉的放松会导致思维松懈。因此，放松是通过肌肉、呼吸等生理过程控制思维意念过程的重要技能。

如今，放松不仅仅作为一种辅助疗法，更被当作一个人自我调节、促进身心健康的必要技能。会不会放松，是一个人重要的心理素质。放松训练有许多种模式，最常见的是从脚到头，或者从头到脚，按顺序将自己全身的肌肉放松，或放音乐辅助放松。放松后，会感到身心无比舒适惬意。训练中要注意的一点是要调节好呼吸，最好做到屏息，并且屏息时间要尽可能的长些。

另外，一些以动作辅助放松的训练模式对一些难以放松的人来说更是有效。比如斯皮里多诺夫的催眠松弛练习，以7个促使肌肉紧张的动作来引起肌肉高度紧张，然后再放松，这样可以收到很好的效果。

这7个动作分别是：

1. 两手握紧拳头平举向前伸，屏息吸气，使两臂肌肉紧张到颤抖。并且在心中默念："紧张起来了……"然后弯腰垂下两臂，放松摆动，心中再默念："放松了……"会觉得非常舒服惬意。

2. 双手握拳，平举，放在胸前，双臂、肩、面部肌肉紧张到颤抖，屏息，心中默念："紧张起来了……"然后同1的做法，放松，再默念"放松了……"

3. 双手上举，两脚前掌踮起全身，全身肌肉高度紧张，颤抖，屏息，默念："紧张起来了……"然后再放松，再默念："放松了……"

4. 坐在椅子上，两手用力压住双腿，两脚同时压地，屏息，默念："紧张起来了……"然后放松，默念："放松了……"

5. 仰躺在床上，双手抱膝，抬头收腿，直到肌肉紧张到颤抖，心中默念："紧张起来了……"然后放松，默念："放松了……"

6. 坐在椅子上，右手放在右脑太阳穴边，使劲将脸往左边挤，同时脑部用力往左挤右手，直到颈部肌肉紧张颤抖，默念："紧张起来了……"然后放松，默念："放松了……"做完后，改用左手同样挤压。

7. 收颌，使面部肌肉紧张颤抖，默念："紧张起来了……"然后放松，按摩面部，做完后，觉得非常轻松适意。

这个练习看似好笑，但是对失眠者非常有效，如果你还被失眠折磨，不妨试一试。

放松紧张的肌肉

当压力袭来时，人都会顿时感到全身紧绷僵硬，肢体活动也变得不灵活。下面这个方法可以帮助你放松已经呈现紧张状态的肌肉。

1. 找个安静的地方，一个你可以十分自在并不受打扰的空间，舒服地坐着，闭上双眼，不想任何事情。

2. 右手握拳，手肘弯曲，放松手臂肌肉。紧握拳10秒，接着放松15～20秒，重复做几次，接着换左手。

3. 伸直并抬高你的右脚，试着绷紧10秒（必须绷到大腿及臀部肌肉），接着完全放松，脚放回地面，换左脚再做一次。

4. 抬高眉毛，将前额用力皱起，维持10秒，接着放松15~20秒。接着绷紧下腭，你可以咬紧下排的牙齿，露出微笑，拉紧下腭肌肉10秒，然后放松，嘴可以半开着，回到最轻松的状态。

5. 头向前弯曲，做到极限，紧绷10秒，接着放松，但头必须挺直。缩紧肩膀，用力维持10秒后放松。

6. 做一次深呼吸，闭气10秒，绷紧胃部肌肉，接着缓缓吐气放松。

7. 这样的放松运动一天练多次，即可帮助你消除紧张。

学习禅式呼吸

禅式呼吸是一种深沉、缓慢、有效的呼吸方式，能够扩大我们的肺活量，让我们的身体和情绪变得放松舒缓。

1. 平躺在躺椅或床上，曲起膝盖，两脚微张，闭上双眼。

2. 将左手放在肚子上，靠近肚脐，右手放在胸部上。此时注意你的呼吸，试着放轻松，抛开体内的紧张感。

3. 用鼻子呼吸，慢慢地将空气吸入肺的深处，这时你会感觉腹部隆起，左手会跟着轻微上扬。而右手则感觉胸部有非常轻微的起伏，而且是跟着腹部一起运动。

4. 嘴巴微张，将气慢慢吐出，清空你的肺部。当空气从你的嘴中流出时，会发出嘶嘶声，同时左手会随着腹部缩紧而下降。

5. 停顿一下，接着再做下一循环的禅式呼吸，你可以静下心来做10分钟，或者做到你已感觉全身放松为止。

放松神经

另外一个值得一试的放松方式就是“吟诵美文”。美文通常可以重复吟诵，经过反复吟诵之后，我们的心情会平静下来。只要是能让你平静下来的语句，即便是“平静”或“我很平静”，都可以作为反复吟诵的内容。

当你开始吟诵某段文字时，要首先确定你是舒服地坐着的，并请闭上眼睛，让呼吸缓和下来，然后开始有节奏地吟诵。这样带有节奏感地反复吟诵文字，所发出的声音充满共鸣，它可以带走不必要的焦虑，让你的心灵回归到踏实与平静的状态。当你缓慢吟诵时，效果会更显著，你可以自由变换节奏和语调，直到找到一个完美的共鸣点。

放松心灵时，我们常会遇到一些无法集中精神，或是心烦意乱的状况，这都是很正常的。最好的应对方法就是让那些烦躁的思想自然消失，或者告诉自己稍后再去梳理那些思绪，然后专注在“想象”或吟诵美文的练习上。

刚开始学习为心灵松绑，不是那么容易。第一个要素就是要有安静的环境，尽管在吵闹不休的环境里要找到一处宁静的“绿洲”并不是那么容易，但如果在家里找不到宁静的角落，为什么不试试公园的一角？公园里总有植物繁茂、僻静的小区域，它也许能让我们平静下来。

另外，如果晚上睡觉的时候，即使是睡不着也不要着急。这个时候越是着急越是会使自己的睡眠“被吓跑”。你就静静地躺着，心里可以这样想，睡不着就睡不着。不要翻来覆去、怨天尤人，因为这样会使你心跳加快、出汗等，从而影响睡觉的情绪。

如果还是睡不着，可以试试这几种方法：一是白云疗法，可以想象自己正躺在一块草坪上，你的头顶是一片蓝天，你可以想象一大片白云，厚厚的，白白的，然后它慢慢落在你身上。你被白云慢慢包裹，白天慢慢向上飘，你的身体也跟着白云向上飘，你会感觉自己越来越轻，忽忽悠悠的，不知不觉中就会睡着了；二是海浪疗法，你可以想象自己正躺在海边，蓝色的大海，金色的沙滩，感觉脚下软软细细热热的沙子。太阳照在你身上，你感到全身温暖。然后海浪铺天盖地，海水很凉，也很咸，然后海浪慢慢退下去，又上来，就这样不停地反复，这叫做精神按摩。但是需要注意的一点就是脑子里的画面要逼真才有效果。

遛狗遛出好睡眠

在都市高楼大厦中生活，很多人几乎是老死不相往来，这样的情况使得现代人都是带着面具生活的。他们彼此间冷漠，但是内心深处却又渴望着能够有人浇熄自己内心深处疯长的寂寞因子。寂寞孤单已经成为仅低于工作压力大的第二个失眠杀手。

除了前面介绍的那些方法，你还可以尝试用其他的方法来缓解你的睡眠，排除你的寂寞情绪，比方说养宠物。我工作的地方附近有很多养猫、养狗的人。每天晚上下班的时候，总会看到很多或名贵或普通的狗。也有

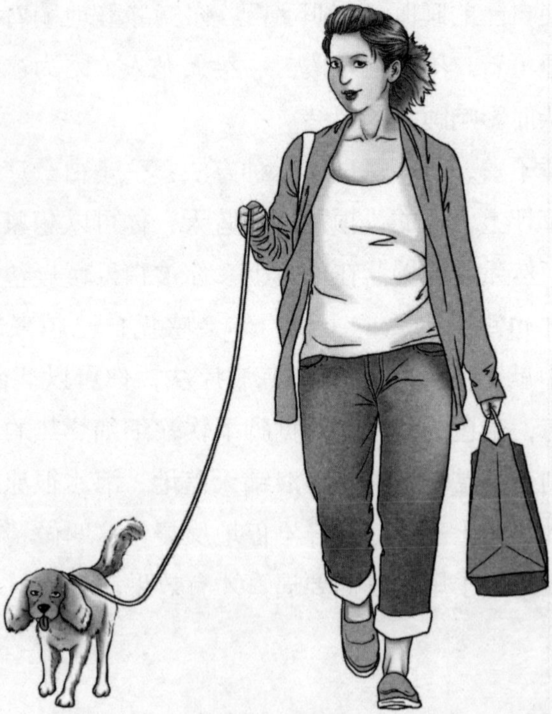

人抱着自己的猫出来遛猫。以前都是老人养猫、养狗的多，现在很多年轻人也加入了这个行列。养猫、养狗之所以成为时尚，是因为它好处多多。而很多失眠的人也可以从中受益。养宠物的好处主要有这样几点：

1. 给自己找个伴。宠物总是很高兴见到你，也不会向你抱怨。带着宠物出去散步，还可以增加和别人交流的机会。

2. 缓解压力。逗宠物玩耍，是一件很放松的事情。

3. 学会照顾除你自己以外的东西。拥有宠物可以教你如何关心照顾别人。这很可能是我们很多人长这么大都没有机会学习的一件事情。

4. 让你更有责任感。如果没有你，你的宠物就会死掉。在生活中有些事情需要你付出责任。

5. 了解生活。当你劳累一天，回到家里，看到猫猫在自得其乐，会提醒你，生活不只是工作，生活应该是快乐的。

现在，我们甚至可以说如果你正在寻找更快乐、更健康的生活方式，那就养只狗或者猫吧！

长久以来，人们一直都坚信，养宠物对人有益。据英国《独立报》的报道，以色列研究发现养狗才最能让人快乐。

研究人员分析了宠物对高血压、精神分裂、失眠症等疾病患者的影响。结果显示，宠物狗能降低高血压患者的血压和胆固醇水平；能帮助精神分裂症患者冷静下来，并学会从事社会工作；有助于心脏病患者尽快恢复健康，并减少复发几率；还能帮助癌症患者度过难熬的化疗。更重要的是，它可以很好地帮助失眠的人找回自己的睡眠。

研究人员分析，这要归功于养狗的人每天要带着四条腿的朋友出去散步，要帮它们清理皮毛。而这些不但能增强养狗者的体质，还让他们学会关心他人。

北爱尔兰贝尔法斯特皇后大学威尔斯博士也表示，养狗能增加人们的活动量和社会交流，这些都间接地提高了他们的生理和心理健康。

人有安全感才能活得开心，但价值感、被爱和被需要的感觉，都可以从猫或者狗身上得到。一个人孤单单的生活，总会觉得少了很多的东西。有只猫或狗做伴会觉得自己的生活不是单调的一个人。即使寂寞难挨的晚上，也会让自己觉得安慰很多。另外，即使自己工作再忙再累，或者烦心事很多，当你踏进家门的时候，你的心情也会立即变好了。因为你的宠物已经在家里等了你一整天了，这种被需要的感觉一定很好。即使你不高兴向它发泄，它也不会说什么，只是默默地走开。这时候你的火被发出去，也会觉得自己舒服了很多。

喧嚣的世界，很多东西是不可靠的。但是也不是所有的忠诚全都被淹没了。你的宠物尤其是狗依然会对你忠诚。它依赖你，和你是真的不离不弃，无论你是贫穷还是富贵，都是一样的。即使自己心情再不好，知道这个世界上还有一个小伙伴这样对待自己也是开心的。

而且，任何一个宠物的欲望都比人要小得多，一点点的“恩赐”就足以让它们满足。而这种快乐相信也可以很好地感染你。当你让它叫你爸爸妈妈时，它依然只会发出“喵呜”或者“汪汪”，这时候你是不是可以在无奈中得出世事不能全遂人愿的生活感悟？

但是要注意的就是，无论是养猫还是养狗，一定要选择适合自己的品种，而且要量力而行。饲养那些大型的或者贵重的品种要三思而后行，不要在影响自己正常生活的前提下让养猫或者狗成为自己的负担，这样就会得不偿失了。还要注意科学驯养，防止宠物伤害到自己或别人。

另外，不能对自己的宠物太过依赖。猫或者狗的寿命当然不能跟人相比，像其他任何美好的事物一样，拥有它，就难免有失去的时候。当不幸发生的时候，一定要以积极乐观的心态平静面对。针对这种情况，国外有一种方法值得借鉴，就是在宠物年老多病的时候再养一只，这样当离别的时刻到来时，新来的伴侣动物可以抚慰主人受伤的心灵。

有了狗就要遛狗，很多不养狗的人可能不知道遛狗的好处。在这里就要给大家介绍一下了。

首先养狗可以放松心情。房屋销售员赵青长期应酬客户，生活变得不规律不说，啤酒肚也已经出来了。而且，他的睡眠质量也可想而知。但是后来他听朋友说，遛狗对失眠有好处，就经常带着自己的狗出去玩。经常是早晨一次晚上一次。吹吹凉风、看看花、听听鸟叫，心里的烦躁和不安全感都烟消云散了。

忙碌的生活总会打乱我们原有的计划，很多物质的东西会蒙住我们的双眼。但是遛狗的时候，看着狗在自己身边快乐地跑来跑去，那时候才会体会到一种叫做内心空旷宁静的感觉。来自生活的压力，来自工作的烦恼，所有的一切都变得不重要。这时候的心情真的是极度放松。

另外，遛狗还可以帮助你瘦身。赵青的啤酒肚就是这样减下去的。当然，做任何事情一定要坚持，想要见到好的结果，过程中的坚持最重要。赵青就是每天早晚两次，风雨无阻，雷打不动。每次 1 ~ 2 个小时，走 3 ~ 4 千米左右。看似有点远，但是和狗一起走就不会觉得远，也不会觉得累了。就这样，赵青半年就瘦了 12 斤。而且，生活变得规律了，那些不必要的应酬推掉之后，赵青觉得生活变得轻松了很多。而失眠，已经变得非常遥远。

在遛狗的同时，也兼顾了散步，两者结合会使心情会变得很舒畅。另外，那些因为不良坐姿产生的颈肩腰疼也会得到缓解。给狗拴一个绳子，狗狗在你旁边跑跑跳跳，绳子一抻一拉的，就帮你的肩膀做了运动，这就无形中活动了这些部位的肌肉。

同样的一段路，自己一个人走和跟狗一起走，感觉是完全不一样的。你的心情会放松很多，而心情正是影响失眠的一部分原因。也许这个方法真的可以试一试。

放松心情，让心跟着一起旅行

背上背包，一个人或者和自己的朋友走进大自然。爬爬山，看看水，让自然风光把自己的心融化。旅游越来越成为现代人的时尚。小帆在这个暑假，行踪从南到北，一个人背着背包，爬了山也趟了水。去的时候因为爸妈离婚的事很不高兴，回来后精神变得好了很多。他说，走在路上的时候，心里变得格外的平静，所有尘世喧嚣全都化作云烟，消失于无形了。再走上工作岗位，心里就变得特别踏实。

其实，这样的例子很早就有。诗仙李白当年因为英雄无用武之地变得格外抑郁和烦闷，正是在吴越游玩的时候，让他忘却了这些烦恼。当然，虽然后来的时候，事业也没有什么起色，那是因为当时的历史条件限制住了。

当你站在巍峨的山下时，你会发现自己其实是很渺小的，你觉得再烦再大的事情也不过就是那么一点，只是你无形中把它放大了而已。看到宽广的水面，你的所有烦恼也就融化在水里了。

而且，心情烦躁的时候，适合去那些小而宁静的地方。但是现在这样的地方都变得乱而嘈杂，这时候你就要动点脑筋了。不妨选在淡季的时候去，这样人少，可以享受到很多美妙的东西。

经调查发现，很多人失眠主要是因为心情太过烦躁、焦虑不安。在这里要介绍两种放松心情的好方法。

很多人听说过旅游，但是也许心理旅游对你来说就比较陌生了，而且，心理旅游是一种很好的放松心情的方法。

心理旅游就是和一个亦师亦友的心理医生一同上路，在大自然中敞开心扉，面对着好山好水说出自己的心事，在旅途中接受心理医生的疏导。当然，也不一定是心理医生，很多人可能并不相信心理医生。这时候你也可以找一个你信得过的，而且对方也是比较善于倾听的朋友一起上路，可能这样效果会更好一点。

和一般的旅游相比，心理旅游究竟可以起到什么作用呢？这方面的专家说，心理旅游是用来做心理康复的，可以给人带来深度的放松。

这还要说到紧张的生活节奏已经让很多人变成了工作的机器，变得不会娱乐不会生活，同样也变得不开心不快乐，不明白生活的真谛了。但是，心理旅游却会让人学会休息。现代人因为工作压力大，经常会感到很累。这不是因为体力透支，而是不会休息。比如，国庆长假的时候，有些上班族觉得平时工作太累、太忙了，没有时间休息、娱乐，就在长假的时候选择打牌、听音乐、看电视等看似很放松的休闲方式。还有人干脆睡上好几天的觉，弥补一下因平时上班没有弥补的睡眠。实际上这些都不是科学的休息方式，为什么呢？因为上班族们的疲惫大多属于脑力疲惫或者心理疲惫，并不是体力疲惫，单纯的体力上的休息并不能有效地缓解这些人的疲惫感，关键还是要在心理上放松自己。

这时候，心理旅游的优势就显现出来了。比如，参加户外活动和体育锻炼，进行有益的社交活动，使大脑在运动中得到放松，从而调整好精神状态，这样才可以解决脑力疲惫和心理烦累的问题。

和普通的旅游方式相比，心理旅游的与众不同主要在于心理旅游的组织者会在旅途中做一些非凡的安排，比如说，组织集体活动。组织者会将旅游团分成几个小组，开展一些比赛性质的集体活动。比如进行的爬山比赛，以各组最后一人到达山顶的时间计为该组成绩。这样，大家就会自觉地互帮互助，被关心的人有感激的心情，给予关心的人有助人的心态，相互之间就会有良好的交流和沟通。此外，旅途中还会穿插一些心理方面的游戏。

精心选择景点。心理专家会选择一些既美丽但又艰苦的地方，这样，旅游的时候很苦很累，回到工作中以后，才会觉得回味无穷。要想得到真正的休息，不要选择那些过于舒适的景点，像海滩什么的。人们只是在海边躺着，回到工作岗位以后，又会感到枯燥乏味了。

进行心理疏导。旅途中，心理专家会为大家梳理情绪。比如参观草堂时，大家围坐在一起，沏上一杯茶，以第三人称讲出自己的问题和感受。专家不会作出任何的是非判定，但会帮助大家总结其行程中的表现，进行提示和疏导，有时还会讲解一些社交技巧。

也许对于很多人甚至国外的心理专家来说，心理旅游都是很新的概念。在心理旅游的时候展开一系列的社交训练。在开心的游山玩水的时候，穿插一些社交技能。人都是群居动物，一个人不可能单独过一辈子。鲁滨孙自己飘到一个荒岛上还要找一个叫星期五的人来陪自己。

而且，社交技能练习对工作压力大的上班族来说非常重要，美国篮球、橄榄球比赛为什么那么火？因为那里也是社交场合，大家在球馆内进行了良好的交流和互动，放松了情绪。回到工作上来，就不会再有那么多的负面情绪来影响自己。人际关系、社交技能是每一个人走上社会都要补的一堂课。

当然，在这里，心理专家还提醒我们，在长假的时候出去旅游是很开心的一件事，不会带来什么心理方面的问题。问题往往出在旅游不便所引发的各种问题上，诸如事故、误点、受气、拥挤、丢东西等等。因此在出发前，对这些意外多做些准备工作是很重要的。

睡眠小贴示

睡姿与性格

每个人的睡姿与性格都有一定的联系，你可以测测自己到底是什么类型的人。

A. 仰卧

仰面朝天，四肢伸展，被人称为“霸王”睡姿。这种睡姿的人大多数都心胸开阔，性格开朗，有主见，甚至有些专横。这种人对他人有充分的信赖，容易受时尚和新思想的影响。古代的帝王、将军、武夫多为这种人，如大家所熟悉的历史人物西楚霸王项羽、张飞、鲁智深等。

B. 俯卧

这种睡姿的人比较含蓄，常忧心忡忡，很固执却没有多大抱负。一般是今朝有酒今朝醉，即喜欢玩得快乐的人。

C. 侧卧

侧卧自然而舒展。有人称之为“文相”姿态。这种人的性格比较稳健，多富于理智，心细，办事有条理，遇事有办法（虽有时会感到焦急不安，但不会轻易愁苦）。古代名相、文人多属此类，如三国时蜀相诸葛亮，水泊梁山的智多星吴用，大诗人陶渊明等都是这种睡姿。

D. 半侧半卧

蜷曲而卧，被人称为“幕僚”睡姿。这种人神经紧张，害怕受伤害，自我感觉不好，故为人处事多谨小慎微、怯懦无主见、依附性强，还比较害羞，喜欢一人独处，一般不喜欢与人打交道，不愿过多出头露面。

第十篇 身体健康才能安睡到天明

夜晚是人类的安息日，人的肌体和大脑在黑夜中得到休息。

——塞·巴特勒

有许多健康问题会引起失眠，如糖尿病、哮喘、心力衰竭、甲状腺功能亢进症、溃疡以及帕金森病等，还包括其他形式的睡眠障碍，如睡眠呼吸暂停，以及一系列精神因素。选择适合自己的方药，就可以调节自己的良好睡眠，摆脱失眠的困扰。

健脾和胃安神方药

胃病引起的睡眠障碍时好时坏，一般没什么规律，并且用安眠药效果也不好。暴饮暴食，饥饱无常，或过食生冷，或过量食用肥甘辛辣的食物，过度饮烈酒等，而损伤了脾胃。脾胃是气血生化之源，气机升降的枢纽，脾胃虚弱，气机升降运动失常，气血生化不足，营血亏虚，心失所养，就会导致心悸、眩晕、神疲、失眠、食欲不振、腹胀便溏、乏力、舌淡、脉细弱等一系列心脾同病的症状。同时，失眠患者也常伴有饮食乏味纳呆（消化不良、食欲不振的症状）食少，胸闷，口腻等。早在《内经》中就有“胃不和则卧不安”的论述。因此，治疗失眠也常用健脾和胃安神方药。

半夏秫米汤

【来源】《灵枢》

【组成】 半夏10克，秫米30克。

【功效】 化痰和胃。治疗痰饮内阻，胃气不和，夜不能卧，心悸失眠，胸闷，纳呆（消化不良、食欲不振的症状），苔腻，脉沉或濡。半夏味辛，燥湿化痰和胃；秫米甘寒，泄阳补阴，阴阳和调，则胃和眠安。

【用法】 水煎，分3次服。

流水汤

【来源】《外台秘要》

【组成】半夏6克，粳米30克，茯苓12克。

【功效】健脾和胃，化痰安神。治虚劳不得眠。在半夏、秫米和胃的基础上加茯苓则利水渗湿，健脾化痰，宁心安神，用于心悸失眠等，且能养心安神。

【用法】水煎，分服，每日3次，夜里加服1次。

茯苓粥

【来源】《圣济总录》

【组成】白茯苓15克，粳米60克。

【功效】健脾益胃，和中宁神。治产后无所苦，想睡但睡不着。

【用法】将米淘净煮粥，米熟即下茯苓末，任意食之，必得睡也。

妙香散

【来源】《太平惠民和剂局方》

【组成】山药、茯神、茯苓、黄芪、远志各30克，麝香3克，木香8克，人参、桔梗、甘草各15克，辰砂9克。

【功效】健脾补气，宁神开郁。治疗心气不足，意志不定，惊悸恐怖，悲忧惨戚，虚烦少睡，喜怒无常，夜多盗汗，饮食无味，头目昏眩，梦遗失精。用人参、黄芪、炙甘草、茯苓、木香益气运脾，茯神、远志交通心肾，桔梗载药上行，辰砂镇心降火，山药补脾益肾，麝香通经开窍以行药势。这样一来就会脾气健运，水火阴阳能上下交通，所以惊悸恐怖、悲忧惨戚、虚烦少睡、饮食无味等症也就可以自愈了。

【用法】上为细末，每服6克，温酒调服，任何时候服用都可以。

中和理阴汤

【来源】《不居集》

【组成】人参、山药、扁豆各3克，莲肉6克，燕窝15克，老米10克。

【功效】补气健脾，滋阴养肺。治疗中气虚弱，脾胃大亏，饮食短少，血气耗损，惊惧恐畏，不寐。人参大补五脏之阳而不燥，燕窝大补脾胃之阴而不腻，佐以山药、扁豆健脾，加莲肉、老米用来养胃。配合成方，以达到补气健脾，滋阴养肺的功效。

【用法】水煎，每日1剂，分2次服。

寿脾煎

【来源】《景岳全书》

【组成】干姜、白术各6~9克，当归、山药各6克，炙甘草3克，枣仁4.5克，远志0.9~1.5克，莲肉20粒，人参3~6克。

【功效】温脾摄血，养心安神。治疗思虑劳倦伤心脾而导致的气虚精陷、怔忡惊悸不寐，或脾气虚寒不能摄血，大便脱血，妇女功能失调性子宫出血或其他原因引起的子宫出血。

【用法】水煎服。

升补中和汤

【来源】《不居集》

【组成】人参1.5克，谷芽、山药、扁豆各3克，钩藤、茯神各2.4克，甘草1克，陈皮2克，荷鼻1个，老米9克，红枣2个。

【功效】升补中和。治疗劳伤心脾，中气不足，清阳不升，兼夹外邪而不寐。大多是阴亏火乏，法不宜升，而肝肾空虚，更不宜升。唯是泄泻食少之人，清阳不升，则浊阴不降，于法不可以不升，而又非升柴之辈所能升者。所以用人参、钩藤、荷鼻升胃中之阳，以谷芽、山药、扁豆、老米补脾中之阴，陈皮快气，甘草和中，红枣助脾，虽然不是升柴芪术之品，而功效跟补中益气却差不多。

【用法】 水煎，每日1剂，分2次服。

资成汤

【来源】《不居集》

【组成】 人参、白芍、扁豆、山药、茯神各3克，丹参2.4克，橘红1.8克，甘草1.5克，莲肉4.5克，檀香0.9克。

【功效】 养心健脾。治疗思虑过度，劳伤心脾，惊悸怔忡，气虚精陷而不寐。用人参补元气，猪肚健脾胃，茯神、丹参滋养心阴，扁豆、山药培补脾元，白芍缓肝，甘草补土，佐以莲肉、丹参而交通心肾，用檀香、陈皮的芳香来醒脾。合用能滋心阴，理脾元，壮子益母。

【用法】 用雄健无病猪肚1具，酒洗磨净，煮后取清汤煎药，或弄成药丸来服用。

茯神饮

【来源】《外台秘要》

【组成】 茯神12克，人参10克，橘皮、生姜各6克，甘草5克，酸枣仁30克。

【功效】 健脾理气，养血宁神。治疗心虚不能睡，没有食欲。

【用法】 水煎，去渣，分3次服。

酸枣饮

【来源】《外台秘要》

【组成】 酸枣仁30克，茯神、人参各6克，生姜9克。

【功效】 养血宁神，益气健脾。治虚烦不得眠。

【用法】 水煎，去渣，分服。

交通心肾方药

天地相交，则阳入于阴，阴能敛阳，营卫调和，气血通畅，阴阳相交，神自潜藏，昼起夜卧，生理活动正常。脏腑学说认为，心属火而居上，为脏腑之主，总统魂魄，并赅意志；肾属水而居下，受五脏六腑之精而藏之。心火下交，则肾得温煦，真阳充沛，气化乃行；肾水上济，则心得滋养，营卫调和，百脉通畅，而没有失眠的不适。清·陈士铎《石室秘录》云："人病心惊不安，或夜卧不睡者，人以为心之病也，谁知非心病，肾病也，欲安心者，当治肾。"《辨证录》说："夜不能寐者，乃心不交于肾也。"在治疗方面，要选用滋阴降火，交通心肾的治疗方药，使心肾交通，水火既济，五神自安，失眠自愈。

交泰丸

【来源】《韩氏医通》

【组成】 黄连 15 克，肉桂 1.5 克。

【功效】 清心安神，交通心肾。治疗心火偏亢，心肾不交，怔忡，失眠，晚上睡觉时精神兴奋、心悸不安、不能入睡，白天反而头昏嗜睡有疗效。本方药味虽然简单，但配伍独特。取黄连生用清心以泻上亢之火为主，佐以肉桂少许，温肾以引火归原为辅，能使心肾交于顷刻。韩氏在原书中只是提到"黄连……为君，佐肉桂少许，煎百沸，入蜜，空腹服，能使心肾交于顷刻"，并没有用交泰丸这个方名。而明确提出黄连、肉桂同用，治心肾不交，称为交泰丸的人，则是清代的王士雄。他在《四科简要方》说："生川连五钱，肉桂心五分，研细，白蜜丸，空心淡盐汤下，治心肾不交，怔忡无寐，名交泰丸。”

【用法】上药研细，白蜜为丸。每服2克，空腹时用淡盐汤服下。

上下两济丹

【来源】《辨证录》

【组成】黄连、肉桂各1.5克，人参、白术各15克，熟地黄30克，山茱萸9克。

【功效】交通心肾。主治心肾不交，心甚躁烦，昼夜不能寐者。《辨证录》上说：“盖日不能寐者，乃肾不交于心；夜不能寐者，乃心不交于肾也。今日夜俱不寐，乃心肾两不相交耳。”其在治疗不寐的上下两济丹方后云：“黄连凉心，肉桂温肾，二物同用，原能交心肾于顷刻。然无补药以辅之，未免热者有太燥之虞，而寒者有过凉之惧。得熟地人参白术山萸以相益，则交接之时，既无刻削之苦，自有欢愉之庆。”

【用法】水煎服。

芡莲丹

【来源】《辨证录》

【组成】人参、茯苓、玄参、熟地、生地、莲子心、山药、芡实各10克，甘草3克。

【功效】交通心肾。治疗心肾不交，心甚躁烦，昼夜不能寐者。

【用法】水煎服。

心肾丸

【来源】《医方类聚》

【组成】牛膝、熟地黄、苁蓉各60克，鹿茸、附子、五味子、人参、远志、黄芪、白茯神、山药、当归、龙骨各30克，菟丝子90克。

【功效】养心神，补气血，生津液，进饮食。水火不既济，恍惚多忘，心忪盗汗，夜梦惊恐，目暗耳鸣，悲忧不乐，腰膝缓弱，四肢瘦痛，小便数而赤浊，精滑梦遗。

【用法】上为细末，浸药酒煮成薄面糊丸子，如梧桐子大。每服50~70丸，空腹时枣汤下。

润燥交心汤

【来源】《辨证录》

【组成】白芍、当归、熟地、玄参各30克，柴胡、菖蒲各1克。

【功效】补肝血，益肾水。治忧愁不解，肝郁不舒，气郁久而耗肝血，木中之血上不能润于心，又损伤肾水，导致终日困倦，至夜而双目不闭，即使小睡一会儿都是奢求的人。药方用芍药、当归以滋其肝，则肝气自平；得熟地以补肾水，则水足以济肝，而肝之血益旺；又得玄参以解其心中之炎，而又是补水之剂；投之柴胡、菖蒲解肝中之郁，引诸药而直入于心宫，则肾肝之气自然不交而交也。一剂解肝燥，再剂解肝郁，四剂就能让你闭上眼睛安睡了。

【用法】水煎服。

酸枣仁汤

【来源】《景岳全书》

【组成】枣仁、远志、黄芪、白茯苓、莲肉、当归、人参、茯神、陈皮、炙甘草、生姜、大枣。

【功效】主治心虚不寐。《景岳全书》曰："治心肾水火不交，精血虚耗，痰饮内蓄，怔忡恍惚，夜卧不安。"

【用法】水煎服。

疏肝安神方药

失眠发病因素虽然复杂，但情志不悦、精神过劳、紧张惊恐等精神心理因素却是常见原因，而情志因素与肝关系密切。肝为刚脏，体阴而用阳，主疏泄，藏血舍魂，调节人体的情志变化。如果思虑、喜怒过度，容易导致肝气郁结，气郁阳盛，伤阴化火生风，风火内扰，心神难安而不寐。正如《症因脉治》所云："肝火不得卧之因，或因恼怒伤肝，肝气郁滞，或尽力谋虑，肝血所伤。肝藏血，阳火扰动血室，则夜不宁矣。"治疗常用疏肝、平肝、柔肝、养肝等方药，以解肝郁，平肝阳，养肝血，祛肝火，使魂安神藏，睡卧安宁。

柴胡栀子豉汤

【来源】《扶寿精方》

【组成】柴胡9克，栀子、半夏各4.5克，黄芩6克，人参2.4克，甘草1克，豆豉2克。

【功效】治伤寒热退身凉，因过食复发热，烦躁口干，胸膈满闷，夜卧不宁。

【用法】上药加生姜3片，水煎服，任何时候服用都可以。

肝胆两益汤

【来源】《辨证录·不寐门》

【组成】白芍、炒枣仁各30克，远志15克。

【功效】补益肝胆。治疗夜不能寐，总觉得有鬼来袭，睡卧反侧，辗转不安，或小睡一会儿马上就被惊醒了，再睡就变得很困难。白芍入肝入胆，佐以远志、枣仁者，似乎入心而不入胆。其实远志、枣仁既能入心，也能入胆，况且和白芍一起用，则共走胆经，又何疑乎。胆得三味之补益，则胆汁顿旺，何惧心肾之相格乎。一剂而寐安，二剂而睡熟，三剂而惊畏全失。

【用法】水煎服。

去风益胆汤

【来源】《辨证录·不寐门》

【组成】柴胡、白芥子各 6 克，竹茹、郁李仁、甘草各 3 克，乌梅 1 个，当归 30 克，麦冬 15 克，川芎、沙参各 9 克，陈皮 1.5 克。

【功效】祛风益胆。治疗心颤神慑，觉得自己身处孤岛四面受敌，整晚不能入睡，惊恐地睁着眼睛却什么都看不见，伸着耳朵也听不见什么，想闭一会眼都不可能。胆虚则怯，怯则外邪易入。胆虚而风袭，居之而不出，治法必补助其胆气，佐以祛风荡邪之品，则胆气壮而风邪自散，庶可高枕而卧矣。连服两剂，而颤慑止，再服两剂，而见闻有所用，人也就能熟睡了。

【用法】水煎服。

天麻钩藤饮

【来源】《杂病证治新义》

【组成】天麻、钩藤、生决明、山栀、黄芩、益母草、川牛膝、杜仲、桑寄生、夜交藤、朱茯神。

【功效】平肝熄风，清热活血，益肾宁心。治疗肝阳偏亢，肝风上扰，头痛，眩晕，失眠，舌红苔黄，脉弦。天麻、钩藤、生决明凉肝镇肝，平肝熄风，栀子、黄芩清热泻火，益母草行血利水，川牛膝活血并引血下行，杜仲、桑寄生补益肝肾，夜交藤、朱茯神安神定志。

【用法】 水煎服。

畅郁汤

【来源】《不居集·上集》卷十。

【组成】 丹参、荷叶、谷芽各 3 克，白芍、茯苓、扁豆、钩藤、菊花、连翘各 2.4 克，甘草 1.5 克。

【功效】 疏肝解郁清热。治疗愤怒太过，肝气上逆，内邪留滞，烦扰不寐，不能用归术柴胡者。

【用法】 水煎服。

解肝煎

【来源】《景岳全书》

【组成】 陈皮、半夏、厚朴、茯苓各 4.5 克，苏叶、芍药各 3 克，砂仁 2.1 克。

【功效】 疏肝理气，化湿畅中。治暴怒伤肝，气逆胀满。清代吴澄用它治疗愤怒太过，肝气上逆，内邪留滞，烦扰不寐。

【用法】 加生姜 3 ~ 5 片，水煎服。

柴胡加龙骨牡蛎汤

【来源】《伤寒论》

【组成】 柴胡 12 克，龙骨、黄芩、生姜、铅丹、人参、桂枝、茯苓、牡蛎各 4.5 克，半夏、大黄各 6 克，大枣 6 枚。

【功效】 和解清热，镇惊安神。治疗胸胁苦满，烦躁惊狂不安，兴奋不寐，精神不宁。

【用法】上药大黄后下，水煎，温服。

血府逐淤汤

【来源】《医林改错》

【组成】当归、红花、牛膝、生地各9克，桃仁12克，枳壳、赤芍各6克，柴胡、甘草各3克，桔梗、川芎各4.5克。

【功效】活血祛淤，理气止痛。治疗淤血内阻于胸部，气机郁滞，肝失调达，胸胁刺痛，头痛，内热烦闷，呃逆，急躁易怒，失眠不寐，心悸怔忡，淤血发热，舌质暗红，边有淤斑或淤点，唇暗或两目黯黑，脉涩或弦紧。

【用法】水煎服。

治产后不得眠方

【来源】《葛氏方》

【组成】枳实、芍药各等份。

【功效】养血柔肝理气。治疗产后虚烦不得眠。

【用法】上药为末，每服2克，每日3次。

滋养安神方药

失眠有虚实之分，虚者当补其不足，故宜选用滋养安神方药。虚症又分阴虚、阳虚、气虚、血虚、阴阳两虚、气血两虚等，同时还要与病因、脏腑结合进行辨析。属阴血不足者，常与心肝有关，心主血，肝藏血，血舍神；心藏神，肝藏魂。心肝血虚，多见心神不宁，神魂颠倒，魂不守舍，使神魂不能潜藏而失眠，治疗以养心肝为主。属阳气不足者，常与心、脾、肾有关。心气不足，心阳不振，无以维持血脉正常运行，或不能敛守心神，亦能导致不寐；脾肾阳虚，常见腰膝酸软，体虚乏力，失眠，多梦，食欲不振，所以又常常用补气助阳药。此外，失眠与脑也有密切关系。“脑为元神之府”，为人神之所居，主宰人体的生命活动和精神意识活动。脑与肾关系密切，肾主骨、生髓造血，脑为髓海，髓之生成皆由肾精所化，肾精不足，脑髓失养，则可见脑转耳鸣、记忆力下降、失眠、多梦、腰酸、乏力等，所以又常用补肾健脑药。

天王补心丹

【来源】《摄生秘剖》

【组成】 生地黄 120 克，天冬、麦冬、酸枣仁、柏子仁、当归、五味子各 30 克，人参、茯苓、远志、玄参、丹参、桔梗各 15 克，朱砂 10 克。

【功效】 滋阴养血，补心安神。治疗心肾两虚，阴虚血少，虚火内扰而导致的神志不安，心悸失眠，虚烦神疲，梦遗健忘，手足心热，口舌生疮，舌红少苔，脉细而数。

【用法】 上药除朱砂外为末，炼蜜为丸，再用朱砂为衣，每服 9 克，每日 2 次。由于方中药物较为滋腻，脾胃虚弱或痰浊较盛者慎服。

枣仁地黄汤

【来源】《罗氏会约医镜》

【组成】 枣仁 30 克，熟地 15 克，米 200 克。

【功效】 滋阴补肾，养血安神。治心虚血少，烦躁不寐。

【用法】 煮粥食用。

柏子养心丸

【来源】《体仁汇编》

【组成】 柏子仁 12 克，枸杞子 9 克，麦门冬、当归、石菖蒲、茯神、甘草各 5 克，玄参、熟地黄各 6 克。

【功效】 养心安神，滋阴补肾。治疗阴血亏虚，心肾失调而导致的精神恍惚，惊悸怔忡，夜寐多梦，健忘盗汗，舌红少苔，脉细而数。

【用法】 上药蜜丸，每服 9 克，每日 2 次；或将上药水煎服。

酸枣仁汤

【来源】《金匮要略》

【组成】 酸枣仁 15 克，茯苓、知母、川芎各 6 克，甘草 3 克。

【功效】 养血安神，清热除烦。治疗失眠心悸，虚烦不安，头目眩晕，咽干口燥，舌红，脉弦细的虚烦不眠症。长期睡眠不足，病后体虚，有慢性病者，特别是老年人，可选用此方。

【用法】 上药先煎酸枣仁，再入余药共煎，分 3 次服。

甘麦大枣汤

【来源】《金匮要略》

【组成】小麦15克，甘草5克，大枣4枚。

【功效】养心安神，和中缓急。治疗忧思过度，心阴受损，肝气失和而导致的精神恍惚，悲伤欲哭，不能自抑，心中烦乱，睡眠不安，甚则言行失常，舌淡红苔少，脉细微数的脏燥。

【用法】水煎服。

安神定志丸

【来源】《医学心悟》

【组成】人参3克，茯苓、茯神各15克，远志10克，石菖蒲12克，龙齿30克，朱砂3克。

【功效】镇惊安神，益气宁心。治疗心气虚，易惊，心悸失眠，多梦，气怯神疲，舌质淡，脉细弱。

【用法】蜜制小丸，朱砂为衣，一次服5克，一日服3次；或水煎服，服药时朱砂为散冲服。

养心汤

【来源】《证治准绳》

【组成】炙黄芪、茯神、茯苓、半夏曲、当归、川芎各5克，炒远志、炒酸枣仁、肉桂、柏子仁、五味子、人参各3克，炙甘草1.5克。

【功效】益气养血，补心宁神。治疗心虚血少，无以养神藏神而导致的神气不宁，怔忡惊悸，失眠。用参、芪补心气，芎、归养心血，茯神、茯苓、远志、柏仁、枣仁、五味子宁心安神，半夏和胃化痰，肉桂引药入心，使神气得养，自然悸安寐宁。

【用法】加生姜5片，大枣2枚，水煎，空腹时服。

加味养心汤

【来源】《医醇剩义》

【组成】天冬、麦冬、枣仁各5克，生地、龟板各15克，当归、人参各3克，丹参、茯神、柏子仁各6克，远志2克，甘草1.5克，淡竹叶4克。

【功效】滋阴养血，宁心安神。治心血大亏，心阳鼓动，烦躁不寐。

【用法】水煎，空腹时服。

归脾汤

【来源】《济生方》

【组成】黄芪、龙眼肉、白术、茯神、酸枣仁各30克，当归、远志各3克，人参、木香各15克，炙甘草8克，生姜5片，大枣1枚。

【功效】益气补血，健脾养心。治疗心脾气血两虚而导致的心悸怔忡，健忘失眠，盗汗虚热，疲倦少食，面色萎黄，舌淡，苔薄白，脉细弱。能心脾同治，气血并补，重在健脾补气，脾旺则气血生化有源，气足则能生血。

【用法】上药水煎，空腹时服。因药性偏温，对邪热内伏及阴虚脉数者忌用。

失眠内服方

【来源】《中医验方汇编》

【组成】鲜百合500克，酸枣仁15克。

【功效】养血安神。治疗虚烦不寐。

【用法】先将鲜百合用清水浸泡24小时，取出洗干净。然后将枣仁炒后，加适量水，煎后去渣，再加入百合煮熟食用。

安睡丹

【来源】《辨证录》

【组成】白芍、生地、当归各 15 克，甘草 3 克，熟地 30 克，山茱萸、枸杞各 6 克，甘菊花 9 克。

【功效】补肝血，益肾水。

【用法】水煎服。

安神丸

【来源】《中药制剂手册》

【组成】合欢花、女贞子各 480 克，土地黄、玄参各 240 克，合欢皮、夜交藤 960 克，丹参 1 440 克，桑葚子 1 200 克。

【功效】养心安神。主治神经衰弱，头晕烦躁，失眠多梦。

【用法】上药制丸、挂衣，每服 30 克，每日 3 次，温开水送服。

五福饮

【来源】《景岳全书》卷五十。

【组成】人参 6 克，熟地黄、当归各 9 克，白术 4. 5 克，炙甘草 3 克。

【功效】补精养血，益气壮胆。治疗七情内伤，血气耗损，或因为惊恐而伤肾，或因惊惧伤胆而导致的精神受到刺激不能安心睡觉。

【用法】水煎，空腹时温服。

安神复睡汤

【来源】《寿世保元》

【组成】当归、川芎、白芍、熟地黄、益智仁、酸枣仁、远志、山药、龙眼肉各等份。

【功效】补血安神，养髓健脑。治疗阴血亏损，髓海不足，不能藏神安魂，以致恍惚多忘，夜卧不睡。

【用法】上锉，加生姜3片，大枣1枚，水煎服。

加味定志丸

【来源】《寿世保元》

【组成】人参90克，白茯神、远志、石菖蒲、酸枣仁、柏子仁各60克。

【功效】益气养心，安神定志。治心气不足，恍惚多忘，或劳心胆冷，夜卧不睡。

【用法】上为细末，炼蜜为丸，如梧桐子大，朱砂、乳香为衣。每服50丸，临卧，枣汤送下。

引寐汤

【来源】《辨证录·不寐门》

【组成】白芍30克，当归、麦冬各15克，菟丝子、巴戟天、炒枣仁、茯神各9克，柏子仁、龙齿末6克。

【功效】宁神安魂，补益心肝。治神气不安，睡觉时魂梦飞扬，身体虽然仍在床上，而心神却早已经飞离身体，一点儿小响动就能惊醒，然后一个晚上再也不能合眼。

【用法】水煎服。

六味丸

【来源】《杂病源流犀烛》

【组成】熟地 240 克，山药、山萸各 120 克，丹皮、茯苓、泽泻各 90 克。

【功效】滋阴补肾。治疗肾虚不寐。《杂病源流犀烛》载："真阴亏损，孤阳漂浮者，水亏火旺，火主乎动，气不得宁，故亦不寐，宜六味丸加知、柏。"

【用法】上药炼蜜为丸，每服 9 克，每日 2 次。

远志饮子

【来源】《金匮翼》

【组成】远志、茯神、肉桂、人参、酸枣仁、黄芪、当归各 30 克，炙甘草 15 克。

【功效】益气养血安神。治疗心劳虚寒，惊悸恍惚，多忘不安，梦寐惊魇。

【用法】上药为末，每服 12 克，加生姜 5 片，水煎，温服，任何时候服用都可以。

远志汤

【来源】《赤水玄珠》

【组成】远志、黄芪、当归、麦冬、石斛、酸枣仁各 3.6 克，人参、茯神各 2.1 克，甘草 1.5 克。

【功效】益气养血宁神。治疗心虚烦热，夜卧不宁及病后虚烦。

【用法】水煎服。烦甚者，加竹叶、知母。

远志丸

【来源】《三因极 - 病症方论》

【组成】远志、山药、熟地黄、天门冬、龙齿各 180 克，麦门冬、五味子、车前子、白茯苓、茯神、地骨皮、桂心各150克。

【功效】 补益心肾，宁神涩精。治疗心肾气不足，惊悸健忘，梦寐不安，遗精，面色无华，足胫酸疼。

【用法】 上药为末，蜜丸如梧桐子大。每服30～50丸，空腹时温服，用酒或米汤送下。

生地黄粥

【来源】《饮膳正要》

【组成】 生地黄汁200毫升，酸枣仁（水绞取汁）300毫升，米300克。

【功效】 补肾养血，滋阴宁神。治虚弱骨蒸，四肢无力，渐渐羸瘦，心烦意乱不得眠。

【用法】 米、与药液加适量水煮粥，空腹食之。注意不宜长期食用。地黄性凉黏腻，有碍消化，所以凡脾胃虚寒、食少便溏、脘腹痞满者不宜选用。

酸枣仁粥

【来源】《太平圣惠方》

【组成】 酸枣仁30克，粳米300克，地黄汁100毫升。

【功效】 养肝，宁心，安神，止汗。治骨蒸心烦，心悸怔忡，不眠或老年性失眠等。

【用法】 用酸枣仁加水研绞取汁，与粳米煮粥，等熟了以后再下地黄汁煮，粥熟后空腹食。

益荣汤

【来源】《重订严氏济生方》

【组成】 当归、黄芪、小草、酸枣仁、柏子仁、麦门冬、茯神、白芍药、紫石英各30克，木香、人参、甘草各15克。

【功效】补血养心。治疗思虑过度，耗伤心血，怔忡恍惚，悲忧失眠，小便成浊。

【用法】上药研末，加生姜5片，大枣1枚，水煎，温服，任何时候服用都可以，每服12克。

养心汤

【来源】《古今医鉴》

【组成】人参、山药、茯神、麦门冬、当归身、白芍、石莲肉、远志、酸枣仁、鸡头实、莲花须、子芩（酒洗）。

【功效】安神宁心，养肝清肺涩精。治疗用心过度，心热遗精，恍惚多梦，或惊而不寐者。用人参、茯神来神养心，枣仁、归、芍来养肝，山药、门冬、黄芩来清养肺，莲须、芡实、石莲、远志来涩养精而升之，于是就犹如神明的君主泰然地坐在天钧之上了。这也是养心的宗旨了。

【用法】上锉1剂，加生姜3片，大枣1枚，水煎服。

重镇安神方药

重镇安神方药是以金石贝类重镇药为主配合滋养心神药、清热泻火药、滋阴养血药等组成的具有安神作用的一类方剂。主要用于治疗心肝阳亢，火热扰心等引起的心神不安、烦乱、失眠、惊悸、怔忡、癫痫等。常选用重镇安神药如朱砂、磁石、珍珠母等为主，配黄连、黄芩、连翘、生地黄、熟地黄、当归、陈皮、半夏等。代表方如朱砂安神丸、珍珠母丸等。重镇安神剂中多为金石类药物，质重碍胃，故脾胃虚弱者宜慎用，而且有的药有一定毒性，只宜暂服，不可久用。

安神丸

【来源】《兰室秘藏》

【组成】朱砂3克，黄连6克，生地黄、当归、甘草各1.5克。

【功效】重镇安神，清心泻火。治疗心火偏亢，阴血不足，神志不安而导致的心神烦乱，失眠，多梦，怔忡，胸中气乱而热，欲吐，舌红，脉细数。用朱砂重来安神清热，黄连苦寒清心，生地黄滋阴，当归补血，甘草调和诸药，又防朱砂质重碍胃，泻中有补，标本兼治。

【用法】上药除朱砂水飞（取药材极细粉末的方法。将不溶于水的药材与水共研细，加入多量的水，搅拌，较粗粉粒即下沉，细粉混悬于水中，倾出的混悬液沉淀后，分出，再干燥，即成极细的粉末）外，余四味捣为细末，同和匀，汤浸蒸饼为丸，同黍米大小。每服15丸，食后津唾咽下。忌食辛辣、油腻食物。孕妇忌服，不宜多服或久服。

磁朱丸

【来源】《备急千金要方》

【组成】磁石60克，朱砂30克，神曲120克。

【功效】镇心，安神，明目。用于治疗心肾阴虚，心阳偏亢，心悸失眠，耳鸣耳聋，视物昏花，也治癫痫。

【用法】上药为末，炼蜜为丸如梧桐子大，饮服3丸，一日3次。

七味安神丸

【来源】《景岳全书》

【组成】黄连、当归身、麦门冬、白茯苓、甘草各30克，朱砂15克，冰片0.75克。

【功效】宁神清心。治疗心经蕴热，惊悸不安，睡眠易醒。

【用法】上药为末，汤浸蒸饼和豮猪心血捣丸，同黍米大小。每服10丸，灯芯汤（灯芯、干柿各等份熬成的汤）送下。

珍珠母丸

【来源】《普济本事方》

【组成】珍珠母、酸枣仁、柏子仁、龙齿各12克，当归、熟地、人参、茯神、沉香各6克，犀角、辰砂、金银花、薄荷各1克。

【功效】滋阴养血，镇心安神。治疗阴血不足，肝阳偏亢，神志不宁，入夜少寐，时而惊悸，头目眩晕，脉细弦等。“肝虚热炽，热盛生风，心气不降，不能藏魂，而梦寐不安，故惊悸不寐焉。珠母益阴潜热，龙骨安魂定魂，人参扶元气以生津，熟地补肝阴以济火，柏仁养心气，枣仁养心神，当归养血荣肝，茯神安神定志，犀角清血分之风，沉香降九天之气，朱砂镇心安神以宁梦也。蜜丸薄荷汤下，使肝虚顿复，则魂魄自安，而梦寐亦宁，何惊悸之不痊哉？此清补宁神剂，为肝虚热炽惊悸之方。”

【用法】制蜜丸如梧桐子大，辰砂为衣，每服40~50丸，金银、薄荷汤服下。注意对纯属痰热、痰火为患的惊悸、少寐之症不适用。

琥珀养心丹

【来源】《证治准绳》

【组成】琥珀6克，龙齿30克，柏子仁、远志、石菖蒲、茯神、人参、酸枣仁各15克，当归、生地黄各21克，黄连、朱砂各9克，牛黄3克。

【功效】镇心安神，清热除烦。治气血虚弱，心神失养，惊悸怔忡，坐卧不安，失眠健忘，寐则易醒，多魇。用人参补心气，朱砂、琥珀、龙齿、远志、石菖蒲、茯神重镇安神开窍，牛黄、黄连、酸枣仁、柏子仁、生地清热除烦，养阴生津。

【用法】上药共为细末，将牛黄、朱砂、琥珀、龙齿研极细，以猪心血为丸，同黍米大小，金箔为衣。每次50丸，用灯芯汤（灯芯、干柿各等份熬成的汤）送下。

宁志膏

【来源】《太平惠民和剂局方》

【组成】酸枣仁、人参各30克，辰砂15克，乳香0.3克。

【功效】治心脏亏虚，神志不守，恐怖惊惕，恍惚健忘，睡卧不宁，常做噩梦。

【用法】上四味研细，炼蜜为丸，如弹子大。每服一粒，温酒化下，枣汤也可以，临睡前空腹服下。

宁志丸

【来源】《仁斋直指》

【组成】人参、白茯苓、茯神、柏子仁、琥珀、当归、酸枣仁、远志各15克，乳香、朱砂、石菖蒲各7.5克。

【功效】益气补血，宁心安神。治心血不足，心气亦虚，惊悸失眠。

【用法】上药研末，炼蜜丸，如梧桐子大。每次30丸，食后枣汤服下。

枣肉灵砂丸

【来源】《证治准绳》

【组成】酸枣仁肉5克，灵砂10克，人参2.5克。

【功效】镇惊安神，益气养血。治失眠，梦中惊魇，自汗心悸。

【用法】研为末，枣肉和丸，如绿豆大。每服5丸，临睡时枣汤送下。

辰砂散

【来源】《杂病源流犀烛》

【组成】上好辰砂30克，乳香、炒枣仁各15克。

【功效】镇心安神。治癫狂病发，火盛痰壅不能睡者。

【用法】共为细末，温酒调服，饮至沉醉，但不能吐出来。

平补镇心丹

【来源】《太平惠民和剂局方》

【组成】酸枣仁7.5克，车前子、白茯苓、五味子、肉桂、麦门冬、茯神各37.5克，天门冬、龙齿、熟地黄、远志、炙甘草、山药各45克，人参、朱砂各15克。

【功效】益气养血，镇心安神。治疗心气不足，志意不定，神情恍惚，夜多异梦，惊悸烦郁及肾气伤败，血少气多，四肢倦怠，足胫酸疼，睡卧不稳，梦寐遗精，时有白浊，渐至羸弱等。

【用法】上为末，炼蜜为丸，如梧桐子大，朱砂为衣。每服30丸，空腹时用米饮或温酒送下，渐加至50丸。

龙齿镇心丹

【来源】《太平惠民和剂局方》

【组成】龙齿、远志、天门冬、熟地黄、山药各180克，茯神、麦门冬、车前子、白茯苓、桂心、地骨皮、五味子各150克。

【功效】镇心安神，滋阴益肾。治疗心肾气不足，惊悸健忘，夜梦不安，遗精，面色少华，足胫酸疼。

【用法】上药研末，炼蜜为丸，如梧桐子大。每服30～50丸，空腹时用温酒或米汤送下。

远志汤

【来源】《圣济总录》

【组成】远志、龙齿、人参、茯神、肉桂、芍药、黄芪、麦门冬各45克。

【功效】镇心安神，补气养血。治产后心虚惊悸，梦寐不安。

【用法】上为粗末。每服4克，水煎温服，任何时候服用都可以。

铁精丸

【来源】《太平圣惠方》

【组成】铁精、龙齿、犀角屑、人参、茯神、防风各30克，石菖蒲、远志各1克，麦门冬、地黄各45克。

【功效】镇惊安神。治疗风惊，狂言妄语，不能安睡。

【用法】上为末，炼蜜为丸，如梧桐子大。每服20丸，以粥饮送下，任何时候服用都可以。

清热安神方药

清热安神方药主要用于因热邪内扰而导致的失眠。热邪内扰为失眠的常见原因之一，沈金鳌在《杂病源流犀烛》中对不寐的证治源流进行论述时指出，“不寐，心血虚而有热病也”，谬希雍在《先醒斋医学广笔记》中提出治不眠以“清心火为第一义”。热邪产生的原因，或因长期情志不畅，情志变化太过，悲观恐惧，或生活紧张，精神抑郁，常致肝气郁结，郁而化火，上扰心神，内扰肝魂；或素体肝阳偏旺，或嗜食辛辣肥甘厚味，过用烟酒，助肝火旺盛，扰乱心神；或长期服用温通芳香、甘温滋腻之品耗伤阴津；或因阴血不足，阴不制阳，虚火内扰；或因热病及热病后余热未尽，热扰心神等，导致阴阳失衡，阴不敛阳，阳不入阴，心神浮越，引起失眠。对于火热之邪所致失眠，常用清热养阴，清心解毒药，或安神药配伍清热药，如黄连、生地、知母、连翘、栀子等。

安神丸

【来源】《活人方》

【组成】生地黄、枣仁各 18 克，柏子仁、茯神、麦冬、甘草、朱砂各 30 克，川黄连、当归 90 克，五味子 60 克。

【功效】凉血清心，宁神定志。治疗劳烦太过，谋虑不成，五志之火内炽，而致神明不安；或肝虚胆热，相火行权，包络热而心液竭，从而导致神明不安，梦寐若惊；或久病血虚，心肾不交，火炎水涸，神不敛而没有睡意；或伤寒之后，邪热未尽，遗于心肺，使神明不清而不能成眠。

【用法】炼蜜为丸，朱砂为衣。每服 9 克，临睡灯芯汤（灯芯、干柿各等份熬成的汤）吞服。

黄连阿胶鸡子黄汤

【来源】《伤寒论》

【组成】鸡子黄2枚，黄连12克，黄芩3克，阿胶9克，白芍3克。

【功效】清热育阴。用于治疗热邪入营，伤耗营阴心液，发热不已，心烦不能睡，舌红绛而干，脉细数。

【用法】先煎黄连、黄芩、白芍，烊化阿胶，用煮好后的汤液冲鸡子黄，鸡子黄不能与药同煮，内服。

栀子豉汤

【来源】《伤寒论》

【组成】栀子10克，豆豉9克。

【功效】清热育阴除烦。用于治疗虚烦不得眠，胸脘痞闷，纳呆（消化不良、食欲不振的症状），感到饿却没有食欲，舌红，苔微黄等症。

【用法】先煎栀子，再入豆豉，煎后分2次服。

猪苓汤

【来源】《伤寒论》

【组成】猪苓、茯苓、泽泻、滑石、阿胶各10克。

【功效】利水清热养阴。治疗水热互结伤阴症，常见发热口渴，小便不利，渴欲饮水，心烦不寐，舌红，脉细数。能利水而不伤阴，滋阴而不敛邪，使水气去，邪热清，阴液复，诸症自然痊愈。

【用法】上药除阿胶外先煎，煎好后去渣，入阿胶烊化尽，温水服用。注意内热盛，阴津大亏者忌用。

天竺黄丸

【来源】《太平圣惠方》

【组成】 天竺黄、黄连、川大黄、牡蛎粉、黄芩、栀子仁、远志各4克。

【功效】 清热安神。治疗小儿壮热惊悸，不得睡。

【用法】 上药捣罗为末，炼蜜和丸，如绿豆大。每服5丸，以新汲水下，量儿大小加减服之。

竹叶石膏汤

【来源】《伤寒论》

【组成】 石膏25克，竹叶、粳米各15克，人参6克，麦门冬、半夏各9克，甘草3克。

【功效】 清热生津，益气和胃。治疗伤寒、温病、暑病余热未清，气津两伤症。常见低热多汗，虚烦不寐，口干唇燥，纳呆（消化不良、食欲不振的症状）食少，乏力，心胸烦闷，气逆欲呕，舌红苔少，脉虚数。属于热病之后，余邪留恋，里热未清而气津已伤，胃气不和，实中有虚，所以清补并行。既清热生津，又益气和胃，清热而兼和胃，补虚而不恋邪，使热清烦除，气津两复，胃气和降，诸症自愈。

【用法】 上药除粳米外先煎，煎后去渣，再放入粳米，煮米成熟汤后，去掉米温服。注意热病正盛邪实，大热未衰，气阴未伤者以及湿阻身热，胸闷干呕，苔黄腻者，均不宜使用本方。

栀子乌梅汤

【来源】《奇效良方》

【处方】 栀子、黄芩各6克，柴胡9克，甘草3克，乌梅3枚。

【功效】 清热除烦，和解少阳。治伤寒瘥后，余邪未清，气阴两伤，胸脘痞满，按之软而不硬，感到饿却没有食欲，虚烦不得眠。

【用法】上药加生姜3片，竹叶14片，豆豉30粒，水煎，任何时候服用都可以。

清营汤

【来源】《温病条辨》

【组成】犀角、玄参、麦冬、银花各9克，生地15克，连翘、丹参各6克，黄连5克，竹叶心3克。

【功效】清营透热，养阴活血。治疗温热之邪传营，症见身体发热夜里尤其厉害，疲倦睡得少，还常有谵语，目常喜开或喜闭，口渴或口不渴，或斑疹隐现，脉虚数，舌绛而干的气营两伤。用药既凉血又活血，既滋阴清热又轻宣透营，能清营解毒，养阴活血，透营转气，使邪热转出气分而解。

【用法】上药水煎，每日服3次。

麦门冬散（一）

【来源】《太平圣惠方》

【组成】茯神、熟干地黄、人参、黄芪各30克，甘草15克，黄芩、麦门冬各1克。

【功效】益气养阴，清热宁神。治疗伤寒后体虚烦热，不能安眠，没有食欲。

【用法】上为散。每服15克，加生姜0.15克，大枣3枚，粳米50粒，水煎温服，任何时候服用都可以。

麦门冬散（二）

【来源】《太平圣惠方》

【组成】麦门冬、栝楼根、地骨皮各30克，白茅根、石膏各60克，黄芩

1克，甘草15克，芦根45克，人参0.6克。

【功效】滋阴清热宁神。治疗暴渴，烦热不退，少得睡眠。

【用法】上为散。每服15克，加生姜0.15克，小麦15克，淡竹叶2～7片，水煎，食后温服。

黄连解毒汤

【来源】《外台秘要》

【组成】黄连10克，黄芩、黄柏各6克，栀子3克。

【功效】泻火解毒。治疗大热烦躁，口燥咽干，错语不眠，小便黄赤，舌红苔黄，脉数有力等三焦火毒热盛证；或热病吐血，衄血（非外伤所致的某些部位的外部出血证）；或热甚发斑；或身热下利；或湿热黄疸；或外科痈疡疔毒。药用大苦大寒之黄连清泻心火，心主神明，心火宁则诸经之火自降，火邪去而热毒解，诸症可除。

【用法】水煎服。注意本方为大苦大寒之剂，久服、多服易伤脾胃阳气，非实热火盛者不宜使用；又因本方偏于苦燥，可伤阴液，故阴虚火旺者宜慎用，如必须使用，应佐以滋阴之品。

养心汤

【来源】《摄生众妙方》卷七。

【组成】酸枣仁3克，人参9克，黄柏、当归、白茯苓、橘仁各2.5克，远志、黄连、茯神各1.5克，麦门冬、白芍药各2克，生甘草1克。

【功效】安神宁心，养阴清热。治疗勤政劳心，痰多少睡，心神不足。

【用法】上药加莲肉4个用水煎，食后服。

化痰安神方药

情志不畅、饮食不节，可以导致脏腑经络功能失调，气血津液运行不畅，湿浊内停，聚而为痰，痰湿内阻，神不守舍，就会引起失眠，这就需要用半夏、远志、茯苓等化痰利湿兼安神作用的中药组方治疗。如果痰湿化热，或热与痰结，又宜选用化痰清热药胆南星、川贝、天竺黄等配伍。痰热内扰型失眠的症状主要是失眠心烦、噩梦纷纭、易惊易醒、脘腹痞闷、口苦恶心、头沉目眩、饮食少思、胸闷，也兼有咳嗽、痰多等症，苔黄腻或厚腻，脉滑数。

高枕无忧散

【来源】《寿世保元》

【组成】 人参15克，石膏10克，陈皮、半夏、白茯苓、枳实、竹茹、麦门冬、酸枣仁、甘草各5克。

【功效】 补心益胆，安神化痰。治心胆虚弱，昼夜不眠。

【用法】 上锉1剂，龙眼5个，水煎服。

养心汤

【来源】《寿世保元》

【组成】 人参、麦门冬、黄连、白茯苓、白茯神、当归、白芍、远志、陈皮、柏子仁、酸枣仁、甘草各等份。

【功效】 养心宁神，清热祛痰。治疗过度劳心，痰多少睡，心神不定等。

【用法】 上锉，莲肉五个去心，水煎，温服。

温胆汤

【来源】《备急千金要方》

【组成】半夏、竹茹、枳实各6克，橘皮10克，甘草3克，生姜12克。

【功效】温养胆气、和胃化痰。治疗大病后胆虚痰扰，惊悸，口苦，虚烦不得眠。胆属木，主决断，为清净之府，胆失常则木郁不达，胃气失和，气郁生痰，以致胆怯易惊，失眠多梦。

【用法】水煎，分三服。如果以湿痰为主，热象不重，应该重用半夏来和胃化痰。半夏辛温性燥，燥湿化痰的功效尤其明显，为治疗湿痰的首选用药。如果湿痰化热，应该重用竹茹，竹茹既可清胆热，又可化痰热，使用精要，全在乎于随证权变用量。

温胆汤

【来源】《三因极－病证方论》

【组成】半夏、竹茹、枳实各6克，橘皮10克，茯苓5克，甘草3克。

【功效】理气化痰，清胆和胃。主治胆胃不和、痰热内扰而导致的虚烦不眠、呕吐呃逆、惊悸不宁、癫痫等症。本方是在《集验方》的基础上，加茯苓、大枣研制而成，较《备急千金要方》温胆汤多茯苓、大枣而减生姜的用量。主治心胆虚怯，触事易惊，梦寐不祥，或异象感惑导致的心惊胆摄，气郁生涎，涎与气搏，变生诸症，或短气悸乏，或复自汗，四肢浮肿，饮食无味，心虚烦闷坐卧不安。

【用法】共为粗末，每服12克，加生姜5片，大枣1枚，水煎服。

十味温胆汤

【来源】《世医得效方》

【组成】枳实、法半夏、陈皮各90克，茯苓45克，酸枣仁、远志、熟地黄、人参、五味子各30克，炙甘草15克。

【功效】化痰理气，益气安神。本方是在唐代孙思邈《千金要方》温胆汤的基础上，去竹茹，加茯苓、酸枣仁、远志、熟地黄、人参、五味子而成，既能调气祛痰，清净胆气，清热和胃，又补心健脾，益气养血，安神定志，温凉配合相宜。治疗心胆虚怯，触事易惊，惊悸不眠，夜多噩梦，自汗，耳鸣目眩，四肢浮肿，饮食无味，坐卧不安，舌淡苔腻，脉沉缓。

【用法】上药锉散，每服12克，加生姜5片，大枣1枚，水煎，任何时候服用都可以。

安魂汤

【来源】《医学衷中参西录》

【组成】龙眼肉20克，酸枣仁、生赭石各12克，生龙骨、生牡蛎各15克，清半夏、茯苓片各10克。

【功效】治心中气血虚损，兼心下停有痰饮，致惊悸不眠。方书谓：痰饮停于心下，其人多惊悸不寐。盖心，火也，痰饮，水也，火畏水刑，故惊悸至于不寐也。然痰饮停滞于心下者，多是因为思虑过度，其人心脏气血，因为经常思虑而有所伤损。故方中用龙眼肉补心血，酸枣仁敛心气，龙骨、牡蛎安魂魄，半夏、茯苓清痰饮，赭石用来导引心阳下潜，使它归藏于阴，达到安睡的效果。

【用法】水煎服。

加味状元方

【来源】《清太医院配方》

【组成】党参15克，麦冬、茯苓、菖蒲、远志、生地、当归、柏子仁、龙眼各90克，酸枣仁、玄参、朱砂各60克。

【功效】补心生血，安神定志，清虚火，清虚痰。治疗劳心过度，忧思不遂，损伤心脾导致的怔忡健忘，惊悸不寐。

【用法】上药研细，炼蜜为丸，朱砂为衣。每次1~2丸，每日1次，睡前用龙眼肉煎汤嚼烂送下。

养心汤

【来源】《医林绳墨大全》

【组成】黄连、白茯苓、茯神、麦冬、当归、芍药、甘草、远志、陈皮、人参、柏子仁、半夏、五味子、川芎、肉桂各等份，莲肉4个。

【功效】安神养血，祛痰宁神。治疗痰多少睡，心神不足。

【用法】水煎，温服。

滚痰丸

【来源】《丹溪心法附余》

【组成】礞石30克，大黄、黄芩各240克，沉香15克。

【功效】泻火去痰。治疗实热老痰症。实热老痰，久治不愈，在身体里产生病变，扰动心神，导致不能安睡，或者做很多奇怪的梦，惊悸怔忡；上蒙清窍，则可能导致癫狂、昏迷；内壅则为咳喘痰稠；留于经络、关节，则为口眼蠕动，或骨节卒痛，或绕项结核等。大便秘结，舌苔黄腻，脉滑数有力。本方药力猛，方中礞石驱逐顽痰，又名礞石滚痰丸，对于形气壮实，痰火胶固的病人来说，最合适用。但中气不足、脾肾阳虚者以及孕妇，都不能用。

【用法】上药研细，水泛为丸，每次服6克，每日2次，温开水送下。

黄连温胆汤

【来源】《六因条辨》

【组成】半夏、竹茹、枳实各6克，茯苓5克，陈皮10克，炙甘草、黄连各3克，大枣1枚。

【功效】清热化痰，和中安神。治疗虚烦不眠，入睡困难、易醒，醒后不能再睡，心惊胆怯，性情急躁健忘，多虑多思，胸闷不舒，泛恶欲吐，口干口苦，苔黄腻或白腻，脉滑数。

【用法】水煎服。

加味温胆汤

【来源】《杂病源流犀烛》

【组成】香附7.2克，橘红3.6克，半夏、竹茹、枳实各2.4克，人参、茯苓、柴胡、麦冬、桔梗各1.8克，甘草1.2克。

【功效】行气解郁，化痰养心。对失志抑郁，痰涎沃心，怔忡不寐的人有效。

【用法】上药加生姜3片，大枣2枚，水煎服。

清气化痰丸

【来源】《医方考》

【组成】陈皮、杏仁、枳实、黄芩、瓜蒌仁、茯苓各30克，胆南星、制半夏各45克。

【功效】清热化痰，理气止咳。治疗痰阻气滞，气郁化火，痰热互结，肺失清肃，热扰心神，以致咳嗽气喘，痰黄稠，胸膈痞闷，甚则气急呕吐，烦躁不宁，惊悸，不能安睡，舌质红，苔黄腻，脉滑数。

【用法】姜汁为丸，每服6克，每日2次，温开水送下。亦可作汤剂，加生姜水煎服，用量按原方比例酌减。

睡眠小贴示

疾病患者正确的睡姿

一、肺结核患者

左肺有病，适宜左侧睡；右肺有病，则宜右侧睡；如果两边肺部都有病的人，最好采用仰睡。

二、心肌炎、哮喘、心力衰竭患者

采取半躺半坐的睡姿，可改善肺部的血液循环，减少肺部淤血，增加氧气的吸入量，有利于症状的缓解。

三、中耳炎患者

一般脓汁会灌满患侧耳道，为使脓汁引流通畅，可采取患侧卧位，以促使脓液排出。

四、胃溃疡患者

胃溃疡病人宜提倡左侧卧位。如果向右侧卧，从胃部流向食管的酸性液体回流量大大多于正常情况，而且持续不断，可引起胃部灼痛。

五、心脏病患者

心脏代偿功能尚好者，可向右侧卧。若已出现心衰，可采用半卧位，以减轻呼吸困难，切忌左侧卧或俯卧。

六、高血压患者

高血压患者，特别是老年高血压患者，睡姿应为半卧位或侧卧位，可使用15 厘米高的枕头，太高或太低都会产生不适感。

七、胆囊炎、胆石症患者

宜采取右侧卧位，这样有利于胆汁的排泄，防止结石嵌顿、梗阻，从而缓解疼痛。

八、腰背痛患者

适宜侧卧睡，这样可以使肌肉完全松弛，避免肌肉牵拉紧张，刺激或压迫神经，从而引起或加重腰背疼痛。

九、颈椎病患者

睡觉时应把枕头放在颈下，不要让颈部悬空，也不要突然剧烈地翻身。如能枕用颈椎保健枕自然更好。

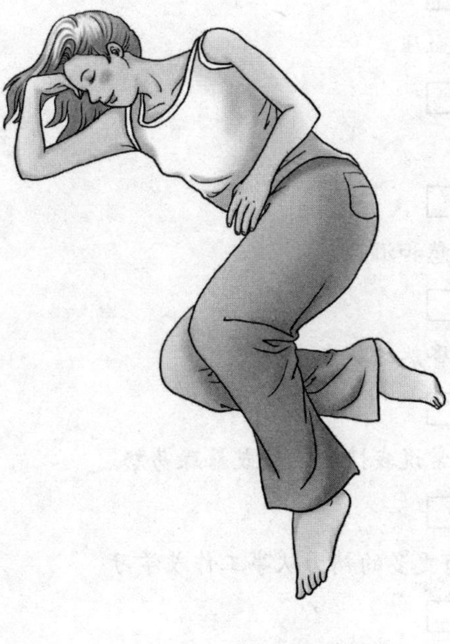

睡眠小测试

随着社会的进步，生活条件的提高，越来越多潜在的健康问题也浮出水面。生活压力使得人们精神高度紧张，睡眠问题也接踵而来。想了解自己的睡眠是否健康吗？你不妨来做一个自测：

睡眠呼吸暂停综合征

1. 我入睡困难。

   是□ 否□

2. 在我入睡前，我总有 30 分钟甚至更长时间是醒着躺在床上。

   是□ 否□

3. 听别人说我睡觉时打呼噜。

   是□ 否□

4. 爱人说我在睡觉时经常憋气。

   是□ 否□

5. 我一直就有高血压。

   是□ 否□

6. 我非常胖。

   是□ 否□

7. 我经常感到忧愁和沮丧。

   是□ 否□

8. 我经常处在昏昏然的状态中。

   是□ 否□

9. 朋友和家人经常说我情绪不佳或暴躁易怒。

   是□ 否□

10. 我希望自己有更多的精力从事工作或学习。

   是□ 否□

11. 我夜里睡觉时整夜都在冒汗。

   是□ 否□

12. 夜间醒来时我的心脏跳得很厉害。

是□　否□

13. 早晨起床时我的头很痛。

是□　否□

如果在这13道题中，你有任意3题以上选“是”，说明你已出现睡眠呼吸暂停综合征的征状，请及时到正规医院去咨询睡眠医生；如果仅有一两题选“是”，还不足以说明你出现睡眠呼吸暂停综合征的征状，但须提请你的是，对睡眠你应当加以重视；如果全部选“否”，恭喜你，你不必在此方面为自己担心。

测试失眠症

1. 晚上睡觉时我会因喘不过气突然醒来。

是□　否□

2. 我夜里一旦醒来就很难再次入睡。

是□　否□

3. 我对性生活逐渐失去兴趣。

是□　否□

4. 总感觉自己困乏思睡，怎么努力抗争都没有用。

是□　否□

5. 我夜间会因为口干而频繁醒来。

是□　否□

6. 总是想东想西，在睡觉时也丝毫没有睡意。

是□　否□

7. 我总是在担心一些小事情，很难放松身心。

是□　否□

8. 我总是在早上醒来之后，感到没有睡够。

是□　否□

如果在这8道题中，你有任意3题以上选“是”，说明你已出现失眠症的征状，请及时到正规医院去咨询睡眠医生；如果仅有一两题选“是”，还不足以说明你出现失眠症的征状，但须提请要你加以重视；如果全部选“否”，恭喜你，你没有失眠征状，不必在此方面为自己担心。

嗜睡及发作性睡病

1. 我难以集中精力，工作或学习效率不高。

是□ 否□

2. 无论我如何努力保持清醒，在白天总是不能阻止困意袭来。

是□ 否□

3. 因为忍不住的打瞌睡以致给工作带来麻烦。

是□ 否□

4. 当我愤怒或惊讶时，我的肌肉却是松弛的。

是□ 否□

5. 我在开车时甚至是遇到红灯时经常打瞌睡。

是□ 否□

6. 在公共交际场合如电影院我也会打瞌睡。

是□ 否□

7. 即使在醒着的时候，我也有置身梦境的感觉。

是□ 否□

8. 在刚睡着时就会做梦，哪怕小睡、打盹都会做梦。

是□ 否□

9. 在我的睡眠中有过全身麻痹或近于瘫痪的感觉。

是□ 否□

10. 我会抱着东西睡觉吗?

是□ 否□

如果在这10道题中，你有任意3题以上选“是”，说明你已出现嗜睡及发作性睡病的征状，请及时到正规医院去咨询睡眠医生；如果仅有一两题选“是”，还不足以说明你出现嗜睡及发作性睡病的征状，但须提请你加以重视；如果全部选“否”，恭喜你，你不必在此方面为自己担心。

夜间周期性腿动

1. 睡觉时我的下肢肌肉会紧张，这种紧张是与运动时紧张不一样的。

是□　否□

2. 我注意到我睡觉时发生痉挛或肌肉抽搐。

是□　否□

3. 爱人告诉我我在睡觉时踢腿。

是□　否□

4. 当我快要睡着的时候，我感到下肢有疼痛或麻痒的感觉。

是□　否□

5. 有时我无法在夜里保持下肢安静不动，我必须不停地移动双腿才会感到舒服。

是□　否□

6. 在晚上我有过腿痛或抽筋的经历。

是□　否□

7. 尽管我整晚都在睡觉，但在白天还是感到昏昏欲睡。

是□　否□

8. 我可以预料到我将要出现的睡眠问题。

是□　否□

如果在这8道试题中，你有任意3题以上选“是”，说明你已出现夜间周期性腿动的征状，请及时到正规医院去咨询睡眠医生；如果仅有一两题选“是”，还不足以说明你出现夜间周期性腿动的征状，但须提请你一定要加以重视；如果全部选“否”，恭喜你，你不必在此方面为自己担心。

说 明

以上四种睡眠疾患并不是孤立的，你有可能同时患有两种以上的睡眠疾病，也有可能是一种疾病造成了多种症状。即使自测出这样的征兆也不必惊慌，只需要你及时到正规医院咨询睡眠医生，并进行诊治，就可以解决问题。如果在所有试题中全部选“否”，恭喜你，在最常见的四种睡眠疾患面前，你是胜利者，请继续加以保持和注意睡眠健康。

以上测试题可以帮助我们认识和发现睡眠疾患的征兆，不能代替医学诊断，如果需要进一步了解或证实自己的睡眠健康状况，请向专业医生咨询。

通过以上测试，您对自身的睡眠状况了解了吗？您的睡眠处于正常吗？如果您认为自己有以上情况。请您一定不可掉以轻心，及时到正规专业的医院检查。“为了您的健康，为了家人的幸福，请您重视睡眠健康，提高生命质量。”